中国医学临床百家

刘延青 /著

骨关节疼痛

刘延青 2017 观点

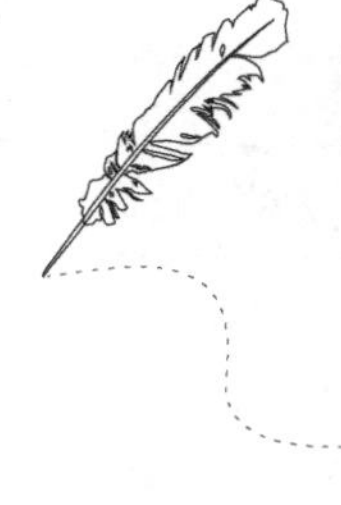

科学技术文献出版社
SCIENTIFIC AND TECHNICAL DOCUMENTATION PRESS
·北京·

图书在版编目（CIP）数据

骨关节疼痛刘延青2017观点 / 刘延青著. —北京：科学技术文献出版社，2017.4
ISBN 978-7-5189-2388-5

Ⅰ.①骨…　Ⅱ.①刘…　Ⅲ.①关节疾病—研究　Ⅳ.① R684

中国版本图书馆 CIP 数据核字（2017）第 034723 号

骨关节疼痛刘延青2017观点

策划编辑：蔡　霞　责任编辑：巨娟梅　蔡　霞　责任校对：张吲哚　责任出版：张志平

出 版 者　科学技术文献出版社
地　　址　北京市复兴路15号　　邮编　100038
编 务 部　（010）58882938，58882087（传真）
发 行 部　（010）58882868，58882874（传真）
邮 购 部　（010）58882873
官方网址　www.stdp.com.cn
发 行 者　科学技术文献出版社发行　全国各地新华书店经销
印 刷 者　虎彩印艺股份有限公司
版　　次　2017 年 4 月第 1 版　2017 年 4 月第 1 次印刷
开　　本　710×1000　1/16
字　　数　75千
印　　张　8.25
书　　号　ISBN 978-7-5189-2388-5
定　　价　88.00元

序

Foreword

韩启德

欧洲文艺复兴后，以维萨利发表《人体构造》为标志，现代医学不断发展，特别是从19世纪末开始，随着科学技术成果大量应用于医学，现代医学发展日新月异，发生了根本性的变化。

在过去的一个世纪里，我国现代化进程加快，现代医学也急起直追。但由于启程晚，经济社会发展落后，在相当长的时期里，我国的现代医学远远落后于发达国家。记得20世纪50年代，我虽然生活在上海这个最发达的城市里，但是母亲做子宫切除术还要到全市最高级的医院才能完成；我患猩红热继发严重风湿性心包炎，只在最严重昏迷时用过一点青霉素。20 世纪 60 ～ 70 年代，我从上海第一医学院毕业后到陕西农村基层工作，在很多时候还只能靠“一根针，一把草”治病。但是改革开放仅仅 30 多年，我国现代医学的发展水平已经接近发达国家。可以说，世界上所有先进的诊疗方法，中国的医生都能做，有的还做得更好。更为可喜的是，近年来我国医学界开始取得越来越多的原创性成果，在某些点上已经处于世界领先地位。中国医生已经不再盲从发达国家的疾病诊疗指南，而能根据我们自己的经验和发现，根据我国自己的实际情况制定临床标准和规范。我们越来越有自己的东西了。

要把我们“自己的东西”扩展开来，要获得越来越多“自己的东西”，就必须加强学术交流。我们一直非常重视与国外的学术交流，第一时间掌握国外学术动向，越来越多地参与国际学术会议，有了“自己的东西”也总是要在国外著名刊物去发表。但与此同时，我们更需要重视国内的学术交流，第一时间把自己的创新成果和可贵的经验传播给国内同行，不仅为加强学术互动，促进学术发展，更为学术成果的推广和应用，推动我国医学事业发展。

我国医学发展很不平衡，经济发达地区与落后地区之间差别巨大，先进医疗技术往往只有在大城市、大医院才能开展。在这种情况下，更需要采取有效方式，把现代医学的最新进展以及我国自己的研究成果和先进经验广泛传播开去。

基于以上考虑，科学技术文献出版社精心策划出版《中国医学临床百家》丛书。每本书涵盖一种或一类疾病，由该疾病领域领军专家撰写，重点介绍学术发展历史和最新研究进展，并提供具体临床实践指导。临床疾病上千种，丛书拟以每年百种以上规模持续出版，高时效性地整体展示我国临床研究和实践的最高水平，不能不说是一个重大和艰难的任务。

我浏览了丛书中已经完稿的几本书，感觉都写得很好，既全面阐述有关疾病的基本知识及其来龙去脉，又介绍疾病的最新进展，包括笔者本人及其团队的创新性观点和临床经验，学风严谨，内容深入浅出。相信每一本都保持这样质量的书定会受到医学界的欢迎，成为我国又一项成功的优秀出版工程。

《中国医学临床百家》丛书出版工程的启动，是我国现代医学百年进步的标志，也必将对我国临床医学发展起到积极的推动作用。衷心希望《中国医学临床百家》丛书的出版取得圆满成功！

是为序。

作者简介

Author introduction

刘延青，现任首都医科大学附属北京天坛医院疼痛科主任、中华医学会疼痛学分会候任主任委员、北京医学会疼痛病学分会主任委员、中华医学会疼痛学分会微创介入治痛学组组长、中国疼痛医学杂志副主编。中华医学会医疗事故鉴定专家、国家卫生和计划生育委员会全国继续医学教育委员会委员。

从事慢性疼痛诊疗工作20余年，对治疗头面痛、颈腰痛、四肢骨关节痛、神经病理性疼痛等慢性疼痛病具有丰富的临床经验。擅长微创介入治疗头面痛、颈腰痛、四肢骨关节痛、神经病理性疼痛。国内较早开展胶原酶盘外溶解术治疗颈椎、腰椎间盘突出症，臭氧髓核溶解术治疗椎间盘源性颈腰痛。主编《实用疼痛学》，参编专著11本，发表论文70余篇，获省级科技奖2项，局级科技奖7项。2002年荣获首都五一劳动奖章。

前言

Preface

骨关节疼痛是常见病、多发病，其发病率很高，是全球范围内造成误工和残疾的主要原因之一。据统计，在全球范围内，由骨关节疼痛带来的医疗负担大幅增长，同时因功能丧失及劳动力丧失所带来的社会生产力损失以及额外的经济负担也随之急剧增加，国际医学界对此病一贯十分关注。2016年“世界抗痛年”的主题就是关注骨关节疼痛，中国疼痛界对此活动积极响应，在中华医学会疼痛学分会的号召下，全国各地普遍开展了对骨关节疼痛防治的大力宣传，并在各地举行了骨关节疼痛防治的大型义诊、科普宣教、专题研讨会等，取得了很好的效果。

为了使疼痛科医生对骨关节疼痛的诊疗更加规范化，我组织同行专家编写了《疼痛病学诊疗手册·骨骼肌与关节疼痛病分册》，该书也将于近期面世，以此作为疼痛科医生日常工作的一本工具书。但是科学知识更新之快，我们往往始料不及。今年获取的关于骨关节疼痛的国际指南又有很多更新，一些新的观点和传统诊疗经验发生了碰撞，甚至根本否定了传统。所以，需要对新知识、新观点进行宣传，并结合临床实际工作逐渐推广。科学技术文献出版社推出的《中国医学临床百家》丛书，使我们有机会去收集今年的骨关节疼痛的新观点，加以整理和描述。希望此书阐述的观点能对同行起到抛砖引玉的作用，并能引起疼痛科及相关学科医生对这些新观点和新知识的广泛关注。感谢为本书撰写提供大量素材并参编的刘堂华、范愈燕、祝斌、佟刚等博士，正是在他们的热情支持下本书得以早日脱稿与广大读者见面。本书所述最新观点在临床上有必要经过实践的验证，不足之处敬请批评指正。同时，期许已经科学验证的正确理论和知识得以在临床上广泛推广，使临床医生诊疗骨关节疼痛的水平不断提高，更好地为广大患者服务，这是我们编写本书的最终目的，我们愿为中国疼痛病学事业的进一步发展而努力奋斗！

刘延青

目录

Contents

骨关节炎的流行病学及概述

1. 骨关节炎的发生呈年轻化趋势

骨关节炎（osteoarthritis，OA）是一种常见疾病，由多种因素引起关节软骨纤维化、皲裂、溃疡、脱失而导致的关节疾病。病因尚不明确，其发生与年龄、肥胖、炎症、创伤及遗传因素等有关。其病理特点（图 1）为关节软骨变性、破坏，以及软骨下骨硬化或囊性变、关节边缘骨质增生、关节囊挛缩、韧带松弛或挛缩、肌肉萎缩无力等。骨关节炎好发于负重大、活动多的关节，如膝、脊柱（颈椎和腰椎）、髋、踝、手等关节。

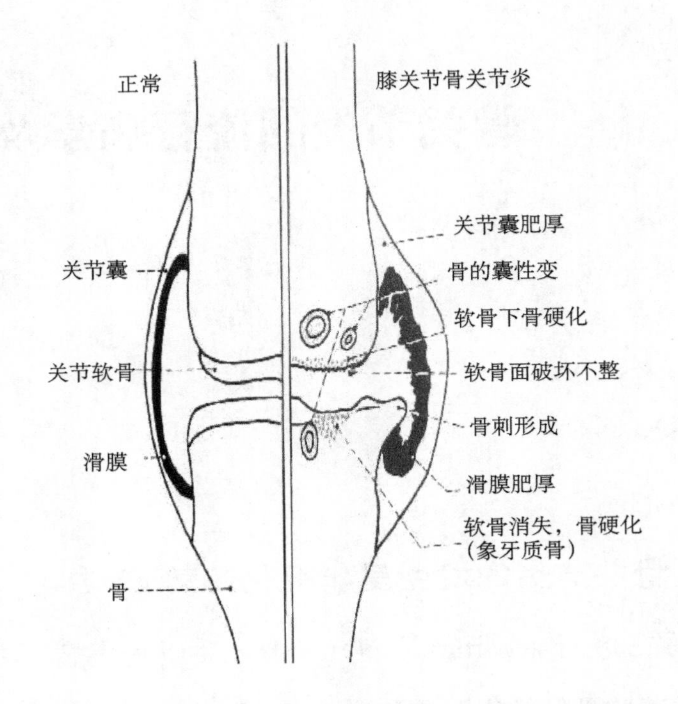

图1 骨关节炎病理性改变与正常骨关节对比的示意图

近10年来，随着现代人活动频率和强度的增加，世界范围内骨关节炎发病率出现了一个新特点，即发病年龄逐渐年轻化。在某些国家和地区，骨关节炎患者群中，发病率最高的已不再是60岁以上的老年人，而是46～56岁的中年人。而且男性患者平均发病年龄的下降比女性更为明显，这可能与男性活动强度大以及关节负荷加重有关。

2. 骨关节炎的发病率增长由多种高危因素所致

全球范围内由于骨关节炎带来的医疗负担大幅增长，同时因功能丧失及劳动力丧失所带来的社会生产力损失以及额外经济负担也随之急剧增加。据世界卫生组织（WHO）统计，目前全球人口中，10% 的医疗行为与骨关节炎相关。骨关节炎的发病率高，与年龄、性别、种族、遗传易感、创伤史等多种因素相关。

（1）年龄

骨关节炎的发病率随年龄增高而增高。40 岁以下人群的发病率约为 5%；60 ～ 75 岁人群的发病率约为 50%；75 岁以上人群发病率高达 80%。如前所述，近 10 年来，世界范围内骨关节炎发病逐步年轻化。在某些国家和地区，骨关节炎发病率最高的年龄段已从 60 岁降至 46 ～ 56 岁。

（2）性别

骨头节炎发病率受性别影响，男性发病率为 1.71‰，女性发病率为 2.59‰，绝经后女性发病率更高。

（3）种族

骨关节炎在不同地域种族间的发病率也有差别。这可能与不同的生活习惯和生活环境有关。例如，髋关节骨关节炎较多见于白种人（如高加索人），而较少见于黑种人和黄种人；膝关节骨关节炎则较多见于东方人，而较少见于西方人。又如，因纽特人生活环境寒冷，但却很少发生骨关节炎。英国曼彻斯特大学流行病学研究小组调查统计，在欧美地区，以膝关节骨关节炎为主要原因的劳动力丧失，分别位于女性劳动力丧失的第 4 位和男性劳动力丧失的第 8 位。目前美国骨关节炎患者约为 1600 万，预估中国骨关节炎患者超过 5000 万。

（4）肥胖

欧洲一项流行病学调查发现体重指数（body mass index，BMI）与膝关节骨关节炎首发症状的出现年龄呈正相关趋势。BMI 为 20 ～ 30 kg/m^2（超重）的人群，膝关节骨关节炎首发症状出现的年龄比总体人群提早约 4.5 年；BMI 超过 30 kg/m^2（肥胖）的人群，膝关节骨关节炎首发症状出现的年龄比总体人群提早约 9.3 年。在肥胖患者中，不仅负重关节的发病率高，非负重关节（如胸锁关节和远端指间关节）发病率比正常体重人群高。

（5）创伤

美国约翰霍普金斯大学的研究结果表明，对于年轻人而言，关节创伤明显增加了此类患者将来出现骨关节炎的风险。因此，进行早期预防并给予及时治疗就显得十分重要。与创伤性关节炎不同，可导致骨关节炎的创伤主要是指过度应用和劳损。

美国波士顿大学的一项回顾性研究指出，从事或进行关节负荷强度大和（或）高度屈曲的工作或活动都会增高骨关节炎的发病率，例如经常上楼梯者的膝关节骨关节炎发病率较高。

同时，某些职业因素也可能会使骨关节炎的发病率增高，如纺织工人的手指关节、矿工的髋膝肩关节、医生的髋膝关节和铸造工的肘关节的发病率都较高。美国南卡大学的一项研究报告表明，在50岁以下的骨关节炎患者中，膝关节使用频率高的人群的骨关节炎发病率明显高于对照组，而更多的髋关节骨关节炎继发于发育异常。

（6）遗传

骨关节炎有很大的遗传倾向性，如Heberden结节具有家族聚集倾向，其比例是普通人群的2倍，其兄弟姐妹是普通人群的3倍。同时，双胞胎、家族聚集性的研究及直系亲属骨关节炎风险研究提示，骨关节炎的遗传率为30%～70%，不同的部位遗传率不同，手部较高，膝部及髋部较低，而且不同部位骨关节炎的遗传机制不同，相互之间可能没有关联。后续更多研究结果证实了骨关节炎具有遗传倾向。除了罕见的早发家族性骨关节炎可能与某个主要的基因缺陷有关外，一般的骨关节炎都是由多基因遗传及环境因素影响基因的表达造成的。

（7）易受累关节

美国国立卫生统计中心的调查结果显示，各年龄组的发病率以手关节最高，以下依次为踝关节、膝关节、髋关节。中国的一组流行病学调查研究显示，颈椎发病率最高，以下依次为腰椎、膝关节、手关节和腕关节。

参考文献

1. Barbour KE，Hootman JM，Helmick CG，et al. Meeting physical activity guidelines and the risk of incident knee osteoarthritis: a population-based prospective cohort study. Arthritis Care Res（Hoboken），2014，66（1）：139-146.

2. White DK，Tudor-Locke C，Felson DT，et al. Do radiographic disease and pain account for why people with or at high risk of knee osteoarthritis do not meet physical activity guidelines? Arthritis Rheum，2013，65（1）：139-147.

3. Song J，Hochberg MC，Chang RW，et al. Racial and ethnic differences in physical activity guidelines attainment among people at high risk of or having knee osteoarthritis. Arthritis Care Res（Hoboken），2013，65（2）：195-202.

4. Thomas AC，Hubbard-Turner T，Wikstrom EA，et al. Epidemiology of Posttraumatic Osteoarthritis. J Athl Train，2016.

5. Geusens PP，van den Bergh JP. Osteoporosis and osteoarthritis: shared mechanisms and epidemiology. Curr Opin Rheumatol，2016，28（2）：97-103.

6. Wang Y，Teichtahl AJ，Cicuttini FM. Osteoarthritis year in review 2015: imaging. Osteoarthritis Cartilage，2016，24（1）：49-57.

7. Zengini E，Finan C，Wilkinson JM. The Genetic Epidemiological Landscape of Hip and Knee Osteoarthritis: Where Are We Now and Where Are We Going? J Rheumatol，2016，43（2）：260-266.

8. Pereira D，Ramos E，Branco J. Osteoarthritis. Acta Med Port，2015，28（1）：99-106.

9. Zhang Y，Liu J，Yao J，et al. Obesity: pathophysiology and intervention. Nutrients，2014，6（11）：5153-5183.

10. Johnson VL，Hunter DJ. The epidemiology of osteoarthritis. Best Pract Res Clin Rheumatol，2014，28（1）：5-15.

11. Akune T. Epidemiology of bone and joint disease-the present and future Genetic epidemiology on osteoarthritis. Clin Calcium，2014，24（5）：695-701.

12. Li Y，Wei X，Zhou J，et al. The age-related changes in cartilage and osteoarthritis. Biomed Res Int，2013，2013：916530.

（刘堂华　整理）

膝关节骨关节炎循证医学指南解读

3. 美国骨科医师学会《膝关节骨关节炎循证医学指南（第二版）》解读

综合美国风湿病学会、美国家庭医师学会和美国物理治疗协会的意见，美国骨科医师学会（AAOS）2013 年颁布了《膝关节骨关节炎循证医学指南（第二版）》。与 2008 年《膝关节骨关节炎循证医学指南（第一版）》相比，“第二版指南”有很多改变，其中包括 15 项推荐意见。因为两版指南分析汇总证据的方法有所不同，“第二版指南”重新评估了 5 年前“第一版指南”所遵循的证据。制定“第二版指南”所使用的循证医学证据均经过严格控制偏差、提高透明度和促进再现率，能够经得起时间和实践的检验。最为突出的改变是，对于症状性膝关节骨关节炎患者，建议参与自我管理项目，包括力量训练、低强度有氧运动、神经肌肉训练和参加与指南一致的体力活动。如果 BMI 超过 25 kg/m^2，建议减肥（减少原体重的5%）。同时，针对这些患者，不建议使用注射器灌洗治疗、关节镜下灌洗和（或）清理术及针灸疗法。既不赞成也不反对使用按摩治疗，以及关节腔内注射糖皮质激素、生长因子和（或）血小板血浆。

另外，新英格兰医学杂志上发表了一项随机对照研究，结论认为“对于有临床症状且影像学证实伴有半月板撕裂的骨关节炎患者，关节镜手术和理疗都有可能较好地改善功能、缓解疼痛”。但这无疑对手术治疗的必要性又提出了新的挑战。

“第二版指南”主要基于现有科学实验和临床研究的系统评价而制定，制定中回顾了超过10 000篇独立文献，AAOS使用最佳证据合成来进行循证医学证据分析，具体是将所有符合纳入标准的研究都进行仔细解读，其中那些最高循证医学等级的有效研究才能进入Meta分析和网络Meta分析。

针对“第二版指南”进行了精简归纳总结（表1），推荐清单包含循证医学证据支持的药物治疗、物理治疗和手术治疗，但不包括膝关节置换。“第二版指南”包括每条推荐是如何形成的以及相关的完整循证医学报告，这些都可以在http://www.aaos.org/guidelines查询。

表 1 2013 年 AAOS《膝关节骨关节炎循证医学指南（第二版）》推荐治疗方法

推荐		既不赞成也不反对		不推荐	
项目	等级	项目	等级	项目	等级
参与自我管理项目	强烈	物理疗法（包括电刺激疗法）	不确定	针灸疗法	强烈
BMI > 25 kg/m^2，减肥	中度	按摩治疗	不确定	外侧楔形鞋垫	中度
口服或局部使用 NSAIDs 或曲马多	强烈	外翻应力支具	不确定	氨基葡萄糖和软骨素	强烈
胫骨近端外翻截骨术	有限	使用对乙酰氨基酚、阿片类药物以及其他镇痛处理	不确定	关节腔内注射透明质酸（hyaluronic acid，HA）	强烈
		关节腔内注射糖皮质激素	不确定	注射灌洗治疗	中度
		关节腔内注射生长因子和（或）富血小板血浆	不确定	关节镜下灌洗和（或）清理术	强烈
		关节镜下行半月板部分切除术	不确定	自由浮动的（非固定）间隔装置	专家共识

描述性概括：①强烈推荐（循证医学证据质量等级很高）的只有 2 条：运动与训练、口服或局部使用非甾体类抗炎药（nonsteroidal antiinflammatory drugs，NSAIDs）或曲马多。②强烈否定的有 4 条：针灸、氨基葡萄糖和软骨素、透明质酸、关节镜下灌洗和（或）清理术。③中度推荐（带来的益处超过潜在的损害，但证据等级相对没有“强烈推荐”高）的只有减肥；中度不

推荐：外侧楔形鞋垫和注射器灌洗。④不确定（目前没有相关证据指出该项治疗的损益比）：理疗、按摩、使用外翻应力支具、使用对乙酰氨基酚和阿片类药物及其他镇痛药、腔内注射糖皮质激素、腔内注射生长因子和（或）富血小板血浆、关节镜下行半月板部分切除术。⑤有限的证据：胫骨近端外翻截骨术。⑥专家共识（尽管没有相关符合本指南纳入标准的研究证据，但专家们认为该项治疗有益）：不使用自由浮动的（非固定）间隔装置。

4.《膝关节骨关节炎循证医学指南（第二版）》的主要治疗新观点

事实上，“第二版指南”针对某项治疗仅仅指出临床上是否有效，而没有分析是否可能有害。“第一版指南”对某些治疗的意见是“不推荐”，但其实“不推荐”可能暗示“有害”及该条款临床有效性的证据不足。

“第二版指南”与“第一版指南”最大的区别在于不支持使用黏弹性补充疗法（如透明质酸钠等）治疗膝关节骨关节炎。“第一版指南”中认为使用透明质酸疗效不确定，新版则强烈不建议使用透明质酸，这也是AAOS快速更新临床治疗指南的原因之一。

“第二版指南”中写到，“对有症状的膝关节骨关节炎患者，我们不建议使用透明质酸”，本工作组能够理解该条建议对临床治疗所带来的理念冲击，但循证医学证据并不支持黏弹性补充疗法。尽管很多研究表明，与对照组相比，使用高分子量透明质酸治疗 OA 的效果差异有统计学意义，但该差异达不到最小临床意义变化值（MCII）标准。因此，不具有临床意义。AAOS 认为最小临床意义变化值是评估这类研究的最佳方法。

5. “第二版指南”在国内的争议点

“第二版指南”否定了大部分经典药物治疗膝关节骨关节炎的作用，但目前在中国还有很多医院（包括三甲医院）仍在对膝关节骨关节炎患者进行透明质酸钠关节腔注射、关节镜下灌洗清理，这在临床上引发了极大的争议。对于“第二版指南”中大部分内容，国内一些专家与 AAOS 观点一致，但对于以下几点，有不同的理解。① AAOS 强烈推荐口服或局部使用 NSAIDs 或曲马多；国内观点：首选局部用药，要重视风险评估，对 NSAIDs 需慎重使用。② AAOS 对使用关节腔内注射糖皮质激素作为不确定推荐；国内观点：对不能耐受 NSAIDs 治疗且持续疼痛者，可选择关节腔内注射糖皮质激素。③ AAOS 强烈不推荐使用氨基葡萄糖和软骨素；国内观点：氨基葡萄糖和软骨素从机制上来说，治疗骨关节炎有效，但临床效果有争议，可根据病情选择性使用。④ AAOS 强烈不推荐使用 HA；国内观点：HA 的治疗效果有偏差，最重要的是需要鉴别出 HA 对哪部分患者有效。在日本，约 90% 的骨科医生选择使用 HA 治疗轻、中度 OA，患者应用 HA 后达到显著或中度改善者超过 70%。⑤ MCII 标准的未确定、AAOS 纳入的 RCT 数量较少等许多未解决的问题也使得结果都存有争议。

6.《膝骨关节炎指南（2014 年版）》的不同观点

国际骨关节炎研究学会（OARSI）发布的《膝骨关节炎指南（2014 年版）》推荐意见分为适用和不明确（表 2）。认为对所有膝关节骨关节炎都“适用”的方法包括生物力学干预等。与 AAOS 不同的是，OARSI 将 HA 注射列为“不确定”。可以明确地说，注意患者选择和规范操作，HA 注射仍可能在临床中发挥作用，有待进一步探讨。

表 2 OARSI《膝骨关节炎指南（2014 年版）》推荐意见

适用	不确定
生物力学干预	针灸、野玫瑰果
皮质类固醇膝部注射剂	拐杖、治疗性超声
地面（太极拳）和水中锻炼	阿片类药、经皮神经电刺激
自我管理和教育	软骨素和关节内注射 HA
力量训练和体重管理	葡糖胺鳄梨 - 大豆提取物补充剂
使用对乙酰氨基酚、浴疗（采用富含矿物质的热水）、局部使用辣椒素、步行时使用手杖、使用度洛西汀（欣百达）以及在没有禁忌证的情况下使用 NSAIDs	双醋瑞因

7. 结合中国国情，指南重新解读

中国《骨关节炎诊治指南（2007 年版）》中指出，骨关节炎主要治疗方法为非药物治疗和药物治疗，必要时行手术治疗。其中药物治疗包括局部药物治疗、非特异性药物（改善症状）和特异性药物（改善结构，包括硫酸氨基葡萄糖、硫酸软骨素、HA）。中国《骨关节炎诊治指南（2007 年版）》正在进行更新，在参考国外指南的同时，需要结合中国的循证医学、疾病特征及患者状况、临床特点，推出适合中国国情的指导意见，如下的两点仅供参考。

（1）用全身镇痛药物前应进行风险评估

注意个体化，尽量应用最小有效剂量，用药 3 个月后注意评估各项指标。应用 NSAIDs 要注意危险因素，需要权衡胃肠道、肝、肾、心血管等疾病风险。

（2）关节腔注射在既往指南中被常规推荐并沿用至今

应介绍关节腔注射具体方法，如在注射透明质酸钠前应抽吸关节液等；不主张随意选用糖皮质激素，1 年最多不超过 3 ～ 4 次。

为了得到治疗膝关节骨关节炎更高等级的循证医学证据，需强调设计更严谨的临床试验，还需要改进研究方法以区分临床治疗是否真正有效。无论推荐等级为强烈还是不确定，目前的循证医学证据都不足以做出重要的临床决策。

故而，临床研究中个人价值观和偏好必须平衡，以保证临床证据达到最佳决策共享，循证医学并不是一个“一刀切”的方法。同时，需要清楚循证医学整合包括的三要素：科学证据、医生经验和患者意见，任何单一因素均不能作为临床决策的依据。

参考文献

1. 中华医学会骨科学分会 . 骨关节炎诊治指南（2007 年版）. 中国矫形外科杂志，2014，（3）.

2. 杨艺，李志昌，林剑浩，等 . 从门诊处方看骨关节炎指南的现实意义 . 北京大学学报（医学版），2013，（2）.

3. 陈庆奇，龚敬乐 . 基于国内外指南的适用于我国全科医疗的膝骨关节炎诊治流程 . 中国全科医学，2016，（2）.

4. Kloppenburg M，Maheu E，Kraus VB，et al. OARSI Clinical Trials Recommendations: Design and conduct of clinical trials for hand osteoarthritis. Osteoarthritis Cartilage，2015，23（5）：772-786.

5. Reginster JY，Reiter-Niesert S，Bruyère O，et al. Recommendations for an update of the 2010 European regulatory guideline on clinical investigation of medicinal products used in the treatment of osteoarthritis and reflections about related clinically relevant outcomes: expert consensus statement. Osteoarthritis Cartilage，2015，23（12）：2086-2093.

（刘堂华　整理）

脊柱性关节病的流行病学及概述

8. 脊柱性关节病是一组中轴、外周关节和关节周围组织等多系统受累的疾病

脊柱性关节病（spondyloarthritis，SPA）是一组中轴、外周关节和关节周围组织等多系统受累的慢性、进展性、系统性、炎性疾病，是类风湿因子（rheumatoid factor，RF）阴性的一组疾病。20 世纪 70 年代初，Wright 和 Moll 将血清 RF 阴性的关节炎统称为血清阴性关节炎，因该组疾病易并发脊柱炎，故又称血清阴性脊柱关节病。脊柱性关节病包括强直性脊柱炎（ankylosing spondylitis，AS）、反应性关节炎（reactive arthritis，REA），其中 REA 又包括赖特综合征（reiter syndrome，RS）、银屑病关节炎（psoriatic arthritis，PSA）、炎性肠病（inflammatory bowel disease，IBD）关节炎、幼年型脊柱关节病（juvenile-onset spondyloarthropa thies，JSPA）以及分类未定的未分化关节病

（undifferentiated spondyloarthritis，USPA）等。

脊柱性关节病的第一个国际通用诊断标准是在1961年的意大利罗马产生的，以慢性背痛以及X线检查可见骶髂关节改变为诊断核心。到1984年，诊断标准中的慢性背痛被炎症背痛所取代；在20世纪90年代，欧洲脊柱关节病研究小组提出了脊柱性关节病早期诊断标准：炎症性脊柱疼痛或滑膜炎，同时伴有骶髂关节炎、炎性肠病、银屑病、交替性臀部疼痛、阳性家族史、肌腱骨附着点病变以及关节炎前1个月有子宫颈炎、急性腹泻史、尿道炎等症状中的至少一项。然而，此诊断标准需要依赖X线的诊断依据，但很多患者早期出现临床症状，但无X线表现，因此有一定的局限性。

随着SPA的发展，2009年国际脊柱性关节炎评估工作组推出了最新诊断标准：患者伴随1项影像学异常者，就要加上1项SPA诊断特征；如有3项以上SPA特征，且伴有炎性腰背痛（inflammatory low back pain，IBP）阳性或$HLA\text{-}B_{27}$阳性者。另外，在影像学异常分析中，将之前的双侧骶髂关节Ⅱ级、单侧Ⅲ级以上的X线改变排除，新增加了骶髂关节炎症磁共振成像（magnetic resonance imaging，MRI）改变，大大提高了SPA早期诊断的敏感度。

9. 脊柱性关节病发病和环境因素与遗传特性有关

目前研究认为，环境因素与遗传特性（易感性）是导致脊柱性关节病发病的两个重要因素。

研究发现，脊柱性关节病与 *HLA-B*$_{27}$ 有密切关联，AS 患者中 *HLA-B*$_{27}$ 阳性率高达 90% ～ 95%，RS 或 REA 为 60% ～ 80%，PSA 为 50%，而正常人群中 *HLA-B*$_{27}$ 阳性率仅为 4% ～ 8%。在 *HLA-B*$_{27}$ 阳性的 AS 患者一级亲属中，有 10% ～ 27% *HLA-B*$_{27}$ 阳性的成年人患 AS，因此认为 *HLA-B*$_{27}$ 与 SPA 密切相关。

以前 *HLA-B*$_{27}$ 被认为可能是易感基因，也可能是因与其他致病基因不平衡联系，而表现为在 SPA 患者中阳性率增高，但近年在 *HLA-B*$_{27}$ 转基因大鼠的研究中发现，大鼠在接受了 *HLA-B*$_{27}$ 基因后所表现的脊柱关节病以及全身表现与人类 SPA 酷似，这更支持 *HLA-B*$_{27}$ 与 SPA 的直接相关。但在 *HLA-B*$_{27}$ 阳性患者中，仅有 2% 发生 SPA，而在 AS 患者中，亦有 10% 患者为 *HLA-B*$_{27}$ 阴性，因此 *HLA-B*$_{27}$ 并非直接致病基因，而是这组疾病的易感基因。

10. 脊柱性关节病的炎症病理改变

脊柱性关节病最初的炎症过程的主要靶点出现在肌腱起止点、软骨和较小范围的滑膜，形成肌腱端炎和滑膜炎，随着炎症反应性硬化和吸收与骨重塑，新骨在纤维瘢痕组织上形成，炎症过程有自愈的倾向，从而导致关节强直和中轴与外周关节不可逆的骨化。

11. 血清阴性脊柱关节病的典型临床特征

血清阴性脊柱关节病常侵犯脊柱、外周关节和关节周围结构，常伴有特征性关节外表现，具有共同临床特征：①有家族聚集倾向，一般发病年龄< 40 岁。②与 $HLA\text{-}B_{27}$ 基因有不同程度的相关性。③在临床表现上有很多共同和重叠之处。④外周关节炎常为病程中的突出表现。⑤ RF 阴性（准确地说，RF 阳性率与正常人相似）。⑥无类风湿皮下结节。⑦有不同程度的骶髂关节炎。⑧病理变化以肌腱端周围和韧带附着于骨的部位为主（附着点炎）而非滑膜，也可发生在眼、主动脉瓣、肺实质和皮肤，而不同于以滑膜病变为主的类风湿性关节炎（rheumatoid arthritis，RA）（表 3）。

表 3　血清阴性脊柱关节病临床比较

	AS	Reiter's 综合征	PSA	肠病性关节炎	REA	未分化脊柱关节病
性别	男＞女	男＞女	男＝女	男＝女	男＝女	男＝女
年龄	16 ～ 30 岁	青中年	任何年龄	任何年龄	任何年龄	任何年龄
起病方式	缓慢	急	不定	缓慢	急	不定
$HLA\text{-}B_{27}$	＞ 90%	60% ～ 80%	20%（有骶髂关节炎者 50%）	＜ 50%	80%	±

续表

	AS	Reiter's 综合征	PSA	肠病性关节炎	REA	未分化脊柱关节病
骶髂关节炎	25% 下肢＞上肢	90% 下肢＞上肢	＞95% 上肢＞下肢	偶见 下肢＞上肢	＞95% 下肢＞上肢	+ 下肢＝上肢
葡萄膜炎	++	++	+	+	+	±
结膜炎	−	+	−	−	+	−
皮肤、指甲受累	−	多见	几乎全有	−	−	±
黏膜受累	−	+	−	+	−	±
尿道炎	−	+	−	−	±	±
脊柱受累	+++	+	+	+	+	±
自限性	−	±	±	±	±	±
缓解、复发	−	±	±	−	±	±

12. 脊柱性关节病的诊断要点及标准

（1）脊柱性关节病的分类标准（欧洲脊柱关节病研究组，ESSG）

主要标准：①炎性腰背痛；②非对称性下肢的滑膜炎。次要标准：①阳性家族史；②银屑病；③炎性肠病；④交替性臀部疼痛；⑤肌腱末端病；⑥急性腹泻；⑦尿道炎；⑧骶髂关节炎。主要标准＋任何1项次要标准的敏感性为87%。

（2）脊柱性关节病的ASAS（assessment of spondylo arthritis society）分类标准

①夜间腰背痛或晨僵（1分）；②非对称性小关节炎（2分）；

③臀区痛（单侧 1 分，双侧 2 分）；④腊肠样指（趾）（2 分）；⑤足跟痛或肯定肌腱末端炎（2 分）；⑥虹膜炎（2 分）；⑦关节炎伴（或不伴）1 个月前急性腹泻（1 分）；⑧关节炎伴（或不伴）1 个月前非淋菌性尿道炎（1 分）；⑨有银屑病或龟头炎或炎性肠病（2 分）；⑩骶髂关节炎 X 线检查：单侧Ⅲ级以上，双侧Ⅱ级以上（3 分）；⑪ $HLA\text{-}B_{27}$ 阳性或有 AS、银屑病、虹膜炎或 RS 家族史（2 分）；⑫对 NSAIDs 治疗效果好（2 分）。以上积分满 6 分则可诊断为脊柱性关节病。

13. 强直性脊柱炎的男性发病率明显高于女性

AS 是一种病因未明，以累及中轴关节（脊柱）为主的慢性进行性炎症性疾病，可侵犯四肢关节和其他脏器。男性发病明显高于女性，发病高峰年龄为 20 ～ 30 岁，国内部分地区患病率约为 0.3%（图 2）。

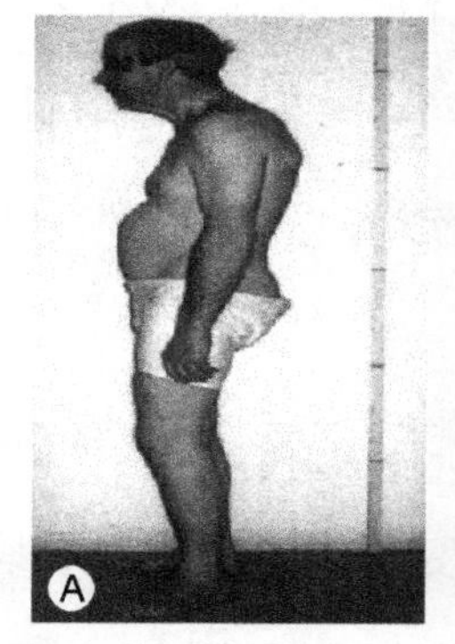

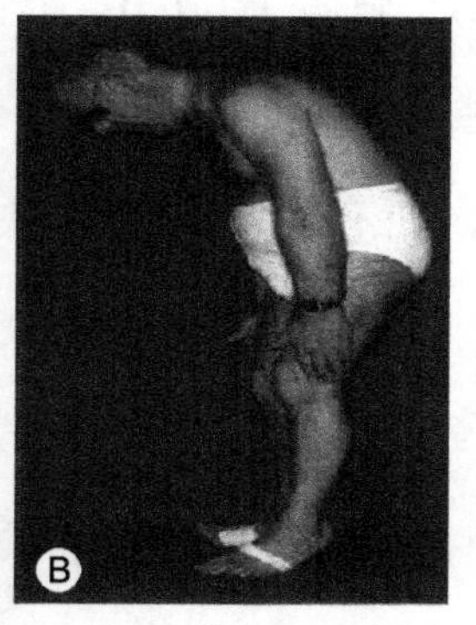

A：AS 的早期姿势改变；B：AS 的后期姿势向驼背进展，如惭愧姿势，前方视力受限

图 2　AS 患者

追溯本病的发展历史，1893 年俄国人 Btchterev 首次对本病做了比较详细的描述，1897 年和 1898 年 Strumpell 及 Marie 又分别详细报道了本病，曾以别捷列夫病和马–施二氏病命名；20 世纪 30 年代有了详细的放射学检查记录；20 世纪 70 年代 Brewerton 等发现本病具有很强的 $HLA\text{-}B_{27}$ 抗原；1963 年，国际抗风湿联盟将此病定名为 AS。中国自 20 世纪 50 年代曾称此病为类风湿脊柱炎或中枢型类风湿关节炎，直到 1982 年的中国第一次风湿病专题学术会议，才开始采用 AS 这一国际统一的命名。

14. 强直性脊柱炎是寡基因致病模式

（1）遗传因素

AS 家系分析表明：AS 是寡基因致病模式（在多基因致病基础上，易感基因间存在优势复合作用），$HLA\text{-}B_{27}$ 是迄今为止发现的和 AS 关联性最强的基因，$HLA\text{-}B_{27}$ 在 AS 易感性中的作用约占 16%；AS 患者 $HLA\text{-}B_{27}$ 阳性检出率为 90% 以上，而正常人 $HLA\text{-}B_{27}$ 阳性检出率仅为 5% ～ 7%；$HLA\text{-}B_{27}$ 阳性的人群是 AS 的易感人群，所有 $HLA\text{-}B_{27}$ 阳性的人，只有 2% ～ 10% 最终发展成 AS。

因此，$HLA\text{-}B_{27}$ 基因本身并不重要，主要是它与其他基因间的不平衡联系，改变了免疫反应，使机体易于发病。同时，$HLA\text{-}B_{27}$ 基因可以影响疾病的严重程度。目前已经分析

出 $HLA\text{-}B_{27}$ 的结构及氨基酸序列，根据 DNA 分型法，$HLA\text{-}B_{27}$ 分为至少 15 亚型，B_{2704}、B_{2705}、B_{2702} 呈正相关，B_{2709}、B_{2706} 呈负相关。

（2）感染因素

AS 发病与否，与细菌造成的胃肠道或泌尿道感染关系密切。

分子模拟学说（molecular mimicry theory）：有些细菌（如 klebsiella、yersinia、shigellaspp）的片段结构与 $HLA\text{-}B_{27}$ 结构上的“凹槽”有相似之处，或许因此让免疫细胞“误认”自己身上的正常细胞的 $HLA\text{-}B_{27}$ 为入侵的细菌，进而引发自体免疫疾病。

受体学说（arthritogenic peptide theory）：某些外来的细菌侵入人体后，会在关节等处产生一些抗原（可能是细菌的片段或代谢产物）。这些“抗原”可以与 $HLA\text{-}B_{27}$ 结合，并使得此结合后的复合体（B_{27}+ 抗原）变成被免疫细胞攻击的目标，因而引发一连串的免疫反应。

目前实验研究发现，采用动物实验模型，利用转基因技术，研究者可以将人类的 $HLA\text{-}B_{27}$ 植入老鼠的基因，这种转基因鼠（transgenic mice）经过暴露于某些环境因素（如细菌感染）之后，也像人类一样会产生类似 AS 的症状，因此提供了一个很好的动物研究模型，有助于了解 AS 的致病机制。这一类的研究目前正在进行中。

15. 强直性脊柱炎的典型病理

AS 的主要病理特点是附着点炎，即关节囊、肌腱、韧带的骨附着点炎。好发部位多在骶髂关节、椎间盘、椎体周围韧带、跟腱、跖筋膜、胁肋连接处等。

炎症可引起相应的软骨和骨病变，有骨破坏和新骨形成，最终附着端出现纤维化和骨化；引起滑膜炎、滑膜细胞肥大和滑膜增生。炎症过程引起附着点侵蚀、附近骨髓炎症、水肿乃至造血细胞消失。进而肉芽组织形成，最后受累部位钙化、新骨形成。在此基础上又发生新的附着点炎、修复，如此多次反复。这样导致骶髂关节不同程度病变、椎体方形变、韧带钙化、脊柱“竹节样”变、胸廓活动受限等。

16. 强直性脊柱炎的典型临床表现

（1）症状

早期表现为腰骶痛或不适、晨僵等，也可表现为臀部、腹股沟酸痛或不适，症状可向下肢放射，类似坐骨神经痛。少数患者以颈部、胸痛为首发症状。静止时重，活动后缓解。夜间腰痛可影响睡眠，患者甚至会在睡眠中痛醒。约半数患者以下肢大关节（如髋关节、膝关节、踝关节的炎症）为首发症状，常为非对称性、反复发作与缓解。

典型表现为腰背痛、晨僵、腰椎各方向活动受限和胸廓活动度减少。腰椎和胸廓活动度降低，早期多为附着点炎引起，对NSAIDs效果良好。后期效果不大。随着病情的发展，整个脊柱可自下而上发生强直。

先是腰椎前凸消失，进而脊柱呈驼背畸形。颈椎活动受限。胸廓变硬，呼吸靠膈肌运动。个别患者为自上而下型，始自颈椎向下延伸，开始为颈椎僵硬，然后波及胸腰椎，称为Bechtetew病。容易波及神经根，发生上肢瘫痪、呼吸困难，预后较差。晚期病例常伴发严重骨质疏松，易发生骨折。

（2）体征

骶髂关节检查法：Gaenslen试验（即“4”字试验，图3）、骶髂关节压迫试验、髂嵴推压试验、骨盆侧压试验，以上所有试验为阳性提示骶髂关节炎。

“枕墙”试验：患者直立，足跟、臀、背贴墙，收下颌，眼平视，测量枕骨结节与墙之间的水平距离正常为0。

胸廓呼吸运动减少：活动度检查患者直立，用刻度软尺测第4肋间水平（女性乳房下缘），计算深呼吸之胸围差，小于5cm为异常。

脊柱僵硬和姿势改变：腰椎前凸变为后凸，脊柱各方面受限。活动度检查常用Schober试验（图4，少于4cm为阳性），提示颈椎、胸椎、腰椎活动度是否减低。

周围受累关节的体征：早期可见关节肿胀、积液和局部皮肤发热。晚期可见各种畸形，外展或旋转畸形时，膝关节可呈屈曲挛缩畸形、髋膝综合征和站立时的“Z”形姿势。

肌腱附着点病变体征：在跟骨跟腱可有红、肿、热、压痛及跛行。

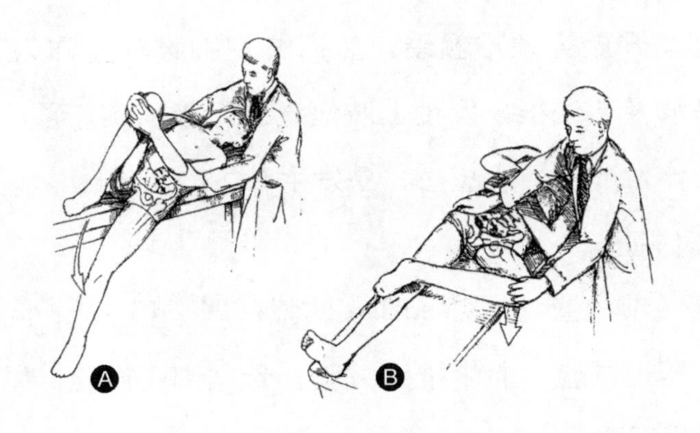

A：Gaenslens test；B：Patricks test

图 3　Gaens l en 试验即“4”字试验

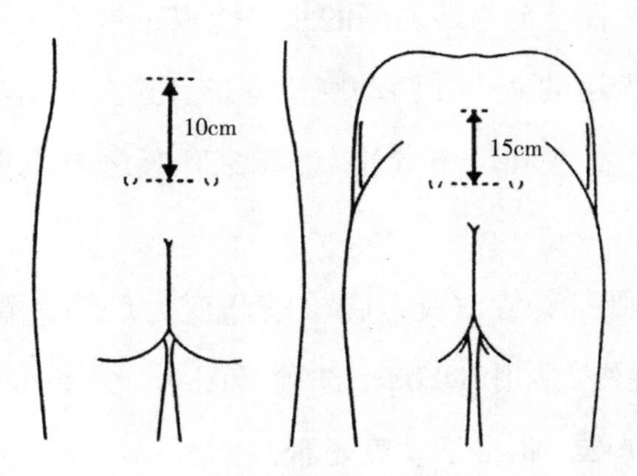

图 4　Schober 试验

17. 强直性脊柱炎的典型实验室和其他检查

（1）实验室检查

缺乏特异性或标记性指标。活动期可有红细胞沉降率（erythrocyte sedimentation rate，ESR）、C-反应蛋白（C-reactive protein，CRP）免疫球蛋白（尤其IgA）升高。90%左右的患者有 $HLA\text{-}B_{27}$ 阳性。

（2）影像学检查

1）脊柱病变（图5）：①韧带骨赘形成；②“方形椎”；③普遍骨质疏松；④关节突关节的腐蚀、狭窄，骨性强直；⑤椎旁韧带骨化，晚期出现“竹节样脊柱”；⑥脊柱畸形。

2）骶髂关节改变（图6）：是诊断本病的关键。骶髂关节炎X线改变分为三期：①早期：关节边缘模糊，关节间隙加宽。②中期：关节边缘骨质腐蚀与致密增生交错，呈锯齿状。③晚

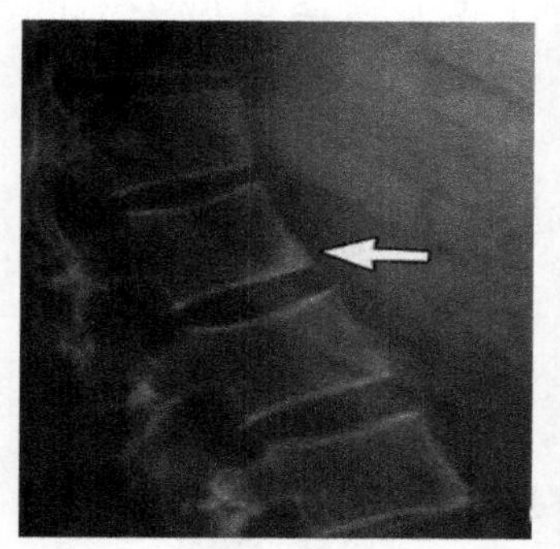

图5　X线检查可见终板后端骨质硬化

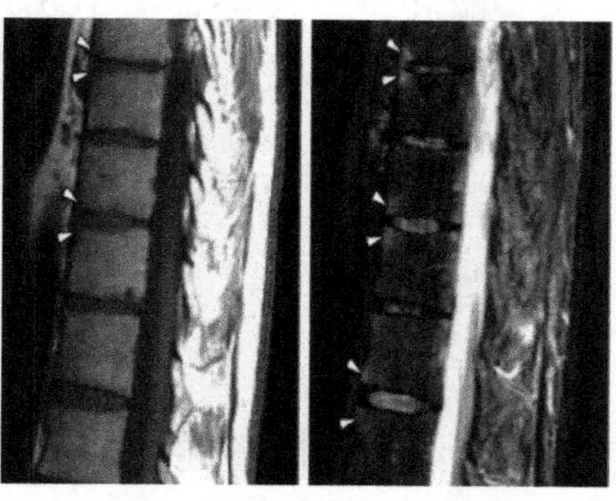

图6　更广泛的交界区的骨侵蚀，伴椎体前缘呈方形，有骨质增生硬化——“方形椎”形成

期：关节间隙消失，骨小梁通过，呈骨性融合。骶髂关节炎的MRI表现为骶髂关节软骨和骶–髂两侧软骨下骨板“低信号–中等信号–低信号”的三层平行线状结构的不同程度的破坏，以及软骨线影增粗、扭曲、皮质中断、凹陷等。骶髂关节旁脂肪沉积、水肿、硬化等（图7）。

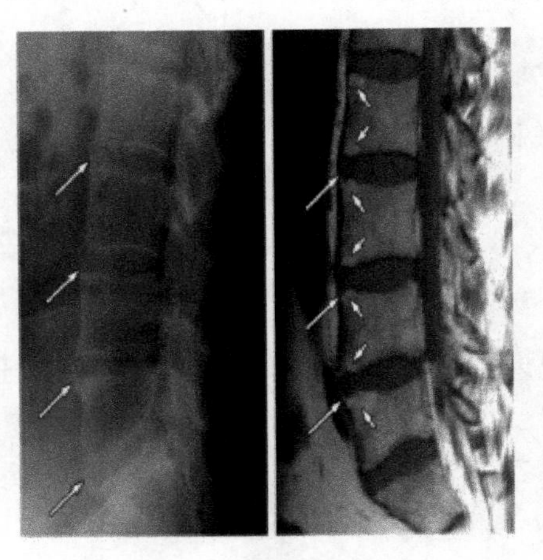

图7 韧带骨赘形成

3）髋膝关节改变：关节边缘囊性变，晚期可见关节间隙消失，骨小梁通过，关节呈强直。

4）肌腱附着点的改变：早期骨质浸润和表面腐蚀，晚期可见韧带骨赘形成。

18. 强直性脊柱炎的诊断要点

（1）临床标准

①腰痛、晨僵3个月以上，活动改善，休息无改善；②腰椎

冠状面和矢状面活动受限；③胸廓活动度低于相应年龄、性别的正常人。

（2）放射学标准

骶髂关节炎，双侧≥Ⅱ级或单侧Ⅲ～Ⅳ级。Ⅱ级为轻度异常，可见局限性侵蚀、硬化，但关节间隙正常；Ⅲ级为明显异常，有侵蚀、硬化、关节间隙增宽或狭窄、部分强直等至少1项改变；Ⅳ级为严重异常，即完全关节强直。

（3）诊断标准

符合放射学标准和1项及以上的临床标准者，明确诊断为AS；如果符合3项临床标准，或符合放射学标准而不伴任何临床标准者，可疑为AS。

修订的纽约标准（1984年）：①下腰背痛的病程至少持续3个月，疼痛随活动改善，但休息后不减轻；②腰椎在前后和侧屈方向活动受限；③胸廓扩展范围小于同年龄和性别的正常值；④双侧骶髂关节炎Ⅱ～Ⅳ级或单侧骶髂关节炎Ⅲ～Ⅳ级。如果患者具备④并分别附加①～③条中的任何1条，可确诊为AS。

欧洲脊柱关节病研究组制定的脊柱关节病初步诊断标准：炎性脊柱痛或非对称性的以下肢关节为主的滑膜炎，并附加以下项目中的任何一项：①阳性家族史；②银屑病；③炎性肠病；④关节炎前1个月内的尿道炎、宫颈炎或急性腹泻；⑤双侧臀部交替疼痛；⑥肌腱末端病；⑦骶髂关节炎。对一些暂时不符合AS诊断标准的患者，如其表现符合欧洲脊柱关节病研究组制定的脊柱关节病初步诊断标准，也可列入此类进行诊断和治疗，以免延误病情。

19. 强直性脊柱炎的治疗原则及方案

AS 尚无根治方法，但患者如能及时诊断及合理治疗，可以控制症状并改善预后。可通过非药物、药物和手术等综合治疗，来缓解疼痛和发僵，控制或减轻炎症，保持良好的姿势，防止脊柱或关节变形，必要时可矫正畸形关节，以达到改善和提高患者生活质量的目的。

（1）非药物治疗

①对患者及其家属进行疾病知识的教育，是整个治疗计划中不可缺少的一部分，包括患者的社会心理和康复的需要，有助于患者主动参与治疗并与医生合作。

②劝导患者要谨慎而不间断地进行体育锻炼，以维持脊柱、关节的最好位置，增强椎旁肌肉力量和增加肺活量，其重要性不亚于药物治疗。

③建议患者站立时应尽量保持挺胸、收腹和双眼平视前方的姿势；坐位也应保持胸部直立；应睡硬板床，多取仰卧位，避免促进屈曲畸形的体位；枕头要矮，一旦出现上胸椎或颈椎受累应停用枕头。

④减少或避免引起持续性疼痛的体力活动。定期测量身高。保持身高记录是防止不易发现的早期脊柱弯曲的一个好措施。

⑤对疼痛或炎性关节或其他软组织选择必要的物理治疗。

（2）药物治疗

① NSAIDs（简称抗炎药）：这一类药物可迅速改善患者腰背部疼痛和发僵，减轻关节肿胀和疼痛及增加活动范围，对无论早期还是晚期 AS 患者的症状治疗都是首选的。抗炎药通常需要使用 2 个月左右，待症状完全控制后减少剂量，以最小有效量巩固一段时间，再考虑停药，过快停药容易引起症状反复。如一种药物治疗 2 ～ 4 周疗效不明显，应改用其他不同类别的抗炎药。在用药过程中应始终注意监测药物不良反应并及时调整。

②柳氮磺吡啶：本药可改善 AS 的关节疼痛、肿胀和发僵，并可降低血清 IgA 水平及其他实验室活动性指标，特别适用于改善 AS 患者的外周关节炎，并对本病并发的前色素膜炎有预防复发和减轻病变的作用。至今，本药对 AS 的中轴关节病变的治疗作用及改善疾病预后的作用均缺乏证据，通常推荐用量为每日 2.0g，分 2 ～ 3 次口服。

③甲氨蝶呤：活动性 AS 患者经柳氮磺吡啶和 NSAIDs 治疗无效时，可采用甲氨蝶呤。但经对比观察发现，本药仅对外周关节炎、腰背痛和发僵及虹膜炎等表现，以及红细胞沉降率和 C- 反应蛋白水平有改善作用，而对中轴关节的放射线病变无改

善。通常应用甲氨蝶呤 7.5 ～ 15.0mg，个别重症者可酌情增加剂量，口服或注射，每周 1 次，疗程 0.5 ～ 3.0 年；同时，可并用 1 种抗炎药。

④糖皮质激素：对于少数即使用大剂量抗炎药也不能控制症状的患者，可使用甲泼尼龙 15mg/（kg·d）冲击治疗，连续 3 天，可暂时缓解疼痛。对其他治疗不能控制的下背痛，在 CT 指导下行皮质类固醇骶髂关节注射，部分患者可改善症状，疗效可持续 3 个月左右。

（3）生物制剂

国外已将抗肿瘤坏死因子 -α 单克隆抗体（TNF-α）用于治疗活动性 AS 或对抗炎药治疗无效的 AS。具体方法为以本药 3 ～ 5mg/kg 静脉滴注，间隔 4 周重复 1 次，通常使用 3 ～ 6 次。治疗后患者的外周关节炎、肌腱末端炎、脊柱症状以及 C- 反应蛋白均可得到明显改善。但其长期疗效及对中轴关节 X 线病变的影响尚待研究。本药的不良反应为感染、严重过敏反应及狼疮样病变等。

（4）外科治疗

髋关节受累引起的关节间隙狭窄、强直畸形，是本病致残的主要原因。为了改善患者的关节功能和生活质量，人工全髋关节置换术是最佳选择。置换术后绝大多数患者的关节痛得到控制，部分患者的功能恢复正常或接近正常，90% 置入关节的寿命达

10 年以上。

应强调的是，本病以急性脊椎炎的轻度或中度发作与近乎或完全静止交替进行为特征，是一种慢性进展性疾病，应长期随诊。如治疗适当，可不致残或致残程度很轻，患者能参加正常工作，生活质量不受影响。少数患者病情难以控制，呈进行性加剧。

20. 其他类型强直性脊柱炎的典型临床特点

儿童强直性脊柱炎（juvenile ankylosing spondylitis，JAS）：8 ～ 16 岁发病，以外周关节（尤其是膝关节、髋关节）以及附着点炎为主要表现，足跟、足弓常见受累。全身症状如发热，以成年人多见，中轴关节表现不明显。骶髂关节炎常在发病数年后才出现，故 X 线检查意义有限。$HLA\text{-}B_{27}$ 阳性对 JAS 的诊断价值远大于成年人 AS。

女性强直性脊柱炎：发病较晚，外周关节尤其是膝关节受累多于男性，耻骨炎多见，脊柱受累少，预后较好。

$HLA\text{-}B_{27}$ 阴性强直性脊柱炎：发病年龄较大，急性虹膜炎较 $HLA\text{-}B_{27}$ 阳性者少见，但伴发银屑病、溃疡性结肠炎较多。一般病情较轻，少有家族聚集性。

21. 反应性关节炎是一种微生物感染引起的无菌性关节炎

REA 是微生物感染引起的无菌性关节炎，即泌尿道或胃肠道感染短期内出现的，伴有一种或一种以上关节外表现的非化脓性关节炎。目前在欧美国家还包括不完全型 Reiter 综合征。

曾在 1916 年，Hans Reiter 报道了在普鲁士军队中患关节炎合并非淋球菌尿道炎及结膜炎的病例，后来称为 Reiter 综合征。1969 年，Ahvonen 提出 REA 的概念。目前西欧学者认为 REA 是不完全型 Reiter 综合征，即仅有关节炎表现的 Reiter 综合征。1981 年，美国风湿病学会提出的 REA 的定义是伴随尿道炎、宫颈炎之后，持续 1 个月以上的关节炎。

22. 反应性关节炎的病因和发病机制

据目前的报道，可以说绝大多数微生物感染后，均可引起 REA，主要分为三大类型：①非淋病性尿道炎后发病型：主要为衣原体感染；②细菌性腹泻后发病型：主要为沙门菌、志贺菌、耶尔森菌、弯曲菌、弧菌感染；③链球菌感染后发病型：主要为链球菌感染，扁桃体炎（扁桃体隐窝脓肿）引起的还包括其他许多细菌感染。此外还有支原体、伯氏包柔氏螺旋体、布鲁杆菌、Bedsonia 病毒、肺炎衣原体感染等。

（1）关节内的微生物或其成分

目前的研究已经证实，REA 患者的滑膜组织、滑膜液及其沉淀物中存在致病微生物，如衣原体及其他菌体成分（如 DNA 或其他抗原部分）。目前，用电镜检测可以看到滑膜组织中的整个衣原体结构、衣原体 RNA。后者强烈提示衣原体在附近是活的，因 RNA 酶会破坏旧的 RNA。

（2）关节中微生物或其成分的来源和途径

目前的研究表明，感染人体的微生物及其成分到达关节可能有下列途径：①血液传播：多年的研究表明，关节的作用就像网状内皮系统的一部分，并且是循环中的感染因子或其他颗粒定居的最初部分；②细胞携带：一些研究结果证明，微生物或其成分可能是通过细胞携带到关节。目前认为，衣原体是被白细胞（主要为巨噬细胞）吞噬后携带到关节的。

（3）$HLA\text{-}B_{27}$ 在 REA 中的作用

$HLA\text{-}B_{27}$ 阳性患者中 REA 较为常见，所以 REA 也曾被称为与 $HLA\text{-}B_{27}$ 有关的关节炎。Keat 报道肠源性感染后 REA 病例 $HLA\text{-}B_{27}$ 阳性率达 72% ～ 84%。$HLA\text{-}B_{27}$ 与骶髂关节炎有关，与其他关节炎关系不密切。在衣原体相关性关节炎中，骶髂关节炎的发生率为 33%。

$HLA\text{-}B_{27}$ 在 REA 病理过程中的作用至今尚未完全清楚。综上所述，REA 的发病机制可能与病原体感染有关。通过血液和细胞途径，活动度低的（即培养阴性）病原体或其菌体成分被运输到关节，在 $HLA\text{-}B_{27}$ 或与其有交叉反应的其他 HLA（如 $HLA\text{-}B_{39}$）存在下，发生交叉反应，形成对病原体和 HLA 的免疫复合物，从而引起关节炎。

23. 反应性关节炎的临床表现

关节表现型主要是外周关节炎，下肢多见，为非对称性、寡关节炎；关节周围皮肤肿胀、苍白，温度升高，关节痛，并伴发热。骶髂关节痛及其局部压痛是本病的特点。

（1）非淋球菌性尿道炎后发病型

此型男性明显多于女性，在日本为 5：1，尿道炎症状可轻可重，有些病例甚至可无尿道炎症状；常在尿道炎后 1 ～ 3 周发生 REA，此型常因再感染而复发。骶髂关节炎发生率为 33%，$HLA\text{-}B_{27}$ 阳性者可达 54%。

（2）细菌性腹泻后发病型

此型男女比例相等。常在肠炎后 1 ～ 3 周发生 REA，最初至少有 80% 可完全康复，但一些沙门菌感染后关节炎也可变成慢性或反复发作，耶尔森菌和志贺菌感染后 5 ～ 10 年，约 20% 的患者可发生骶髂关节炎。

（3）链球菌感染后发病型

此型多发年龄为 20 ～ 50 岁，有反复发作的扁桃体炎和关节炎，其经过可为2周至20年，可见肌腱附着起止点病（enthesopathy），多数有两侧胸锁关节炎，常呈多发性关节痛，在发病1周时，因行走困难而强迫卧床，以前常诊断为成人Still病。

24. 反应性关节炎的实验室及其他检查

（1）红细胞沉降率增快

ASO（或ASK）呈阳性，抗核抗体可呈阳性，RF阴性，有些病例咽拭子培养常可见链球菌生长，多数病例尿蛋白在1g/d以下。

（2）关节液培养阴性

REA沉淀物或滑膜可检出活动度极低的衣原体或其菌体成分DNA或抗原。衣原体抗体滴度升高，在急性期，粪便或其他排泄物衣原体培养可呈阳性。

（3）HLA检查

$HLA\text{-}B_{27}$常呈阳性，其次为$HLA\text{-}B_{39}$，以及与$HLA\text{-}B_{27}$有交叉反应的$HLA\text{-}B_{61}$、$HLA\text{-}B_{7}$、$HLA\text{-}B_{22}$、$HLA\text{-}B_{40}$、$HLA\text{-}B_{60}$等。

（4）X线检查

早期骨皮质糜烂，可见骨膜的骨新生；长期患者跟腱、足底部腱膜钙化，非对称性骶髂关节炎，以及关节破坏、关节腔狭窄；皮质下骨可见炎症性改变，易发生在小关节和骶髂关节。

25. 反应性关节炎的诊断要点

第三次国际反应性关节炎会议提出的诊断标准：①典型的外周关节炎：下肢多、非对称性、寡关节炎；②感染病史不明确时，检查结果能证明既往有感染，具有以上 1 ～ 2 项的病例可诊断 REA，但需除去明确的骶髂关节炎、细菌性关节炎、结晶诱发的关节炎、莱姆病、链球菌引起的 REA。但第三次国际反应性关节炎会议提出的诊断标准也把链球菌感染后关节炎除外了。

26. 反应性关节炎的治疗及预后

（1）抗生素

细菌性腹泻后发病型 REA 抗生素治疗无明显效果；链球菌感染后 REA 用抗生素治疗有效，扁桃体切除可基本治愈。Lewis 用耶尔森菌和淋球菌静脉感染鼠实验，研究了环丙沙星的疗效，结果提示若在感染的第 3 天给药是可以治愈的，甚至发展为轻度关节炎后，用此药早期治疗也有效，但用于早期治疗临床患者尚须进一步研究。

（2）NSAIDs

足量的 NSAIDs 治疗是有益的，尤其对细菌性腹泻后发病型有效，这可能与此类药物可以抑制前列腺素 E2、增加肿瘤坏死因子 TNF-α 和白介素 IL-6 的水平有关。

（3）皮质类固醇

泼尼松龙最大剂量 40mg/d 有效，可能与降低细胞激素水平有关。

（4）柳氮磺吡啶

用此药治疗 REA 有效，包括对脊柱关节炎和髂部损伤也有效果，对 HIV 相关性 REA 效果良好。

（5）免疫抑制剂

甲氨蝶呤和硫唑嘌呤治疗 REA 有一定效果。

（6）预后

Reiter 综合征的 REA 短期患者数月后症状可自行缓解，关节炎、脊柱炎反复发作，病程可长达 10 余年，少数患者可发生关节强直，可并发主动脉瓣关闭不全、心脏传导阻滞和 IgA 肾病等。

赖特综合征的流行病学及概述

27. 赖特综合征发病前多有发热，多见于成年男性

RS 以无菌性尿道炎、结膜炎和多发性关节炎为基本特征，可伴有皮肤黏膜及其他器官病变。发病前多有发热，多见于成年男性。

1916 年，德国医生 Hans Reiter 首次报道，1 例急性痢疾患者在发病后 8 天出现结膜炎、尿道炎和关节炎三联征，命名为 Reiter 综合征。随后，更多的病例见于志贺菌、沙门菌和弯曲菌引起的流行性或散发的腹泻，或获得性泌尿生殖系感染之后。现在，风湿病学家将具有上述三联征的病症称为完全型 Reiter 综合征；只具备二联征，甚至在初始感染（如尿道炎、宫颈炎或痢疾）后仅有关节炎的病症称为不完全型 Reiter 综合征。事实上，不完全型 Reiter 综合征比完全型 Reiter 综合征更为常见。

本病在世界各地均有报道，但确切的发病率难以估计。分

析其原因主要系本病没有特异的诊断性试验，且患者多为青年男性，流动性大，加之结膜炎和尿道炎症状比较轻微，易被忽略，且常被误诊为其他疾病。

许多研究证实，Reiter 综合征是一种比较常见的风湿性疾病，是青年男性炎性关节炎最常见的原因之一。估计 1% ～ 3% 的非淋菌性尿道炎患者可患本病。世界上曾有 2 次大的 Reiter 综合征流行，第 1 次见于 1948 年，在芬兰的一次痢疾流行中 15 万人发生肠道感染，其中 344 人（0.23%）随后发生 Reiter 综合征；第 2 次见于 1966 年，在美军军舰上的一次痢疾流行时，1274 名水手中 602 人发病，随后 9 人（1.5%）发生 Reiter 综合征；国内仅见少数 Reiter 综合征的个案报道。

20 世纪 70 年代，经中国人民解放军总医院住院确诊为 Reiter 综合征的患者共 22 例。20 世纪 80 年代，由乌鲁木齐部队总医院报道确诊的 Reiter 综合征患者达 184 例。以上两组医院诊治的患者中，有痢疾或腹泻史者占 90% 以上。本病男女发病之比为（10 ～ 20）：1。大多数患者在 16 ～ 35 岁发病。儿童和老年人少见，最小的曾见于 32 个月的幼儿。

28. 赖特综合征的病因及发病机制

Reiter 综合征的确切病因和病理机制目前尚不清楚，但大致可归纳为以下几种假说。

（1）感染学说

在英国和北美，大多数 Reiter 综合征发生在泌尿系感染后。在欧洲、非洲、亚洲（特别是中国），本病多发生于肠道细菌感染后。

引起泌尿系感染的微生物曾涉及沙眼衣原体或支原体。在本病患者的尿道、结膜、滑液和滑膜中曾经分离出沙眼衣原体，检测出特异性抗沙眼衣原体抗体。本病患者的淋巴细胞受衣原体抗原刺激后转化率增加。

但不是所有 Reiter 综合征患者都能分离出沙眼衣原体。肠道感染多为革兰阴性菌感染，包括福氏志贺菌、沙门菌、幽门螺旋杆菌及耶尔森菌。国内报道的病例中，90% 以上的患者发病前有痢疾或腹泻史，粪便培养获阳性结果者均为福氏痢疾杆菌感染。目前已知的除性病外，痢疾杆菌、肺炎支原体、衣原体、贝宗体属病原菌，甚至病毒等均与其有关。

（2）遗传与免疫学说

Reiter 综合征患者的家族发病趋向及患者亲属中骶髂关节炎、AS 和银屑病发病数的增加，提示本病有遗传影响。75% 以上的 Reiter 综合征患者为 $HLA\text{-}B_{27}$ 阳性，更支持遗传因子参与发病。本病患者红细胞沉降率增快，C- 反应蛋白阳性，IgG、IgA 及 α2- 球蛋白水平增高，而且非细菌性尿道炎或肠炎后可发生无菌性滑膜炎，提示免疫因素在发病机制中具有一定作用。

（3）病理表现

关节滑膜组织呈急性、亚急性或慢性非特异性炎性改变。急性期有滑膜血管充血，纤维素性渗出，中性多形核白细胞、淋巴细胞及浆细胞浸润，滑膜细胞和成纤维细胞增生。慢性期有血管翳形成及软骨侵蚀，有时伴骨溶解及新骨形成。韧带及关节囊附着点的炎症病变是 Reiter 综合征病变活动的常见部位。

29. 赖特综合征的典型临床表现

Reiter 综合征的主要表现是尿道炎、关节炎、结膜炎、环状龟头炎、溢脓性皮肤角化病、黏膜溃疡及全身性不适。90% 的患者在前驱感染后 3 ～ 30 天（多数在 2 周内）发病。首发症状以尿道炎居多，其次为结膜炎和关节炎。全身性不适主要为发热、体重骤降、衰弱和大汗。80% 以上的患者呈中–高度热，每日 1 ～ 2 个高峰，多不受退热药物影响，通常持续 10 ～ 14 天自发缓解。体温降至正常时，关节炎表现也趋于消退。

（1）关节

关节病变通常是本病的第 2 征或第 3 征，常在尿道炎、腹泻或结膜炎后 2 ～ 4 周出现。呈急性发病。86% 的患者表现为非对称性多关节或少关节炎。主要累及膝关节、踝关节、肩关节、腕关节、肘关节及髋关节，手和足的小关节也可受累。病变关节呈肿胀、发热、剧烈疼痛和触痛，以及功能受限。膝关节炎常有明显肿胀及大量积液，通常一次穿刺可抽出液体 50 ～ 100ml。

关节炎一般持续 1 ～ 3 个月痊愈，个别病例可长达半年以上。初次发病可完全恢复正常，无后遗症。

除关节外，Reiter 综合征还表现有 3 种典型的肌肉骨骼病变：①整个手指或足趾的弥漫性肿胀，称腊肠指（趾），发生率较低，但有很高的特异性。②骨膜炎，尤其在跟腱或髌腱附着点有肿胀或触痛，肌腱附着点的炎症称肌腱端病，这可能是 Reiter 综合征的突出表现。跟骨底面和跖底筋膜炎常引起 “痛性足跟综合征”；X 线检查见足底筋膜附着的跟骨部呈绒毛状钙化。③下背痛，多系骶髂关节炎所致，常为非对称性，经常伴发韧带骨赘。

（2）泌尿、生殖系统

尿道炎表现为尿频和尿痛，可以出现明显的脓性分泌物或稀薄水样渗出物，偶尔呈血性，一般为小量，也可为大量，通常持续 1 ～ 3 天。尿道口可见红斑、水肿或浅表溃疡。

前列腺炎、出血性膀胱炎、附睾炎及睾丸炎见于不足 20% 的患者。环状龟头炎为无痛性浅表潮湿的溃疡，开始为小的水泡，常在尿道口周围，也可累及全龟头、包皮内板、阴茎及阴囊。

这些浅表的病变可融合成大的匐行性斑状，覆盖全部龟头，明显发红而无触痛。环状龟头炎的发生与尿道炎的有无或轻重无关。龟头炎一般在几天或最多几周痊愈，极少数可持续几个月。其他少见的泌尿系病变还有前列腺脓肿、输精管精囊炎，以及由尿路狭窄并发的肾盂积水和肾小球肾炎。

（3）眼部

57% 的患者出现眼征，表现为结膜炎、虹膜炎和角膜溃疡。结膜炎多为轻度的无痛性发红，分泌增加，单侧或双侧受累，2 ～ 7 天消退，少数炎症较重者可持续几周。5% 的患者出现虹膜炎，单侧多见，也可双侧交替发作，持续 1 ～ 2 个月。其他眼征有浅层点状角膜炎、角膜溃疡、表面巩膜炎、视神经和球后神经炎，以及因全眼炎所致的眼球完全破坏。

（4）皮肤及黏膜

溢脓性皮肤角化病是一种过度角化的皮损，为本病的特征性皮肤表现，见于 10% ～ 30% 的患者。病变开始为在红斑基础上的水疱，发展为斑疹、丘疹及结节，无痛性，可以融合，主要分布于足底，也可以发生在手掌、阴囊或其他部位。病变外观与银屑病难以区别。指甲营养不良、角化过度及指甲下角化物质聚集导致指甲脱落。

（5）其他

其他病变包括浅表性口腔溃疡（9% ～ 40%），分布在硬腭或软腭、牙龈、舌和颊部，是本病的一种早期和一过性表现，呈无痛性，常被忽略。心脏受累见于约 10% 的患者，表现为心包摩擦音、传导障碍及与心包炎和心肌炎有关的其他心脏异常。少数患者由于主动脉中层病变和主动脉根部扩张，最终发生主动脉瓣闭锁不全。神经系统受累者不足15%，包括外周神经病变、一过性偏瘫、脑膜炎、颅神经损伤及其他非特异性神经异常。胸膜炎和肺浸润偶见于急性期。继发性淀粉样变性、紫癜、血栓性静脉炎和严重胃肠道出血亦有报道，但均罕见。

30. 赖特综合征的实验室及其他检查

（1）实验室检查

急性期病例几乎全部可见红细胞沉降率增快（86%的患者可达50～114mm/h），血清C-反应蛋白增高，末梢血白细胞高达（15～30）$\times 10^9$/L。轻度贫血占59%，血清丙种球蛋白升高占44%。

一旦病情控制，上述指标可迅速恢复正常。75%～95%的患者为$HLA\text{-}B_{27}$阳性。RF阴性。滑液白细胞计数均高于正常值，以中性粒细胞居多。

滑液补体水平正常，细菌培养阴性。腹泻时粪便培养可获阳性结果，但当关节症状出现时常为阴性。以免疫荧光法用特异抗血清可检测尿道或宫颈涂片的沙眼衣原体。

（2）影像学检查

Reiter综合征的X线检查表现常与RA及AS相似：①肌腱

末端病变，多见于坐骨结节、大转子、跟腱及跖底筋膜附着部位，表现为糜烂或骨膜变化。②骶髂关节炎，多呈非对称性（AS为典型的对称性），见于4%～25%的患者，在疾病早期及晚期均可发生。③在脊柱形成韧带骨赘，多呈非对称性，并可跨过椎间盘间隙。④受累关节在初次发作时无变化，慢性关节炎可见关节破坏。

31. 赖特综合征的诊断要点

典型病例诊断一般无困难，但非典型病例的诊断则存在一定困难。Reiter综合征的诊断要点：①尿道炎、关节炎、结膜炎三联征同时出现或在短期内先后出现；②皮肤及黏膜的特征性损害；③发热、白细胞增多、红细胞沉降率增快、血清免疫球蛋白水平增高、C-反应蛋白阳性、$HLA\text{-}B_{27}$阳性；④尿道分泌物、结膜分泌物、滑膜液及粪便病原菌检查阳性；⑤特征性X线表现；⑥血清阳性或其他血清阴性关节炎。如果临床仅出现1～2个临床特征就需要和青年男性常见的淋球菌性关节炎相鉴别。后者见于有性行为者，上肢关节受累多见，缺乏肌腱末端病，$HLA\text{-}B_{27}$多为阴性，关节液培养可获阳性结果，对青霉素治疗有效。这些特点均不同于Reiter综合征。

32. 赖特综合征的治疗及预后

（1）支持治疗

急性期注意卧床休息，限制负重，注意清洁卫生。

（2）对症治疗

结膜炎往往自行消退。急性虹膜睫状体炎宜用皮质激素做全身和局部治疗，并用 1% 阿托品点眼，应在眼科医生指导下随访观察。

（3）NSAIDs 治疗

对缓解关节炎症，控制发热均有效。目前可供选择药物很多，应根据患者的不同情况选用一种，以达到收效好和不良反应小的目的。常用的药物包括：扶他林（双氯芬酸）25 ～ 50mg，每日 3 次；芬必得（布洛芬缓释剂）0.6 ～ 0.8g，每日 2 次；舒林酸片 0.2g，每日 2 次；阿西美辛 30 ～ 60mg，每日 3 次；吲哚美辛 25mg，每日 3 次；或其他 NSAIDs。每种抗炎药物的疗程依靠患者的治疗反应和耐受性而定，应强调个体化，一般需要 1 ～ 3 个月。近年国内已上市的扶他林乳胶剂、优迈霜（依托芬那酯）、普菲尼德和法斯通凝胶（均含酮洛芬）等，均可作为关节和软组织炎症的局部外用药物。

（4）抗生素治疗

近年来国外主张对本病的急性期给予抗生素治疗，比较常用的药物为阿奇霉素、多西环素或米诺环素等。疗程为1个月左右。

（5）肾上腺皮质激素局部治疗

利美达松是地塞米松棕榈酸酯质体缓释剂，该新剂型既有长效作用，又无致晶体性关节炎的不良反应。经系列临床研究，对患者行关节腔或痛点注射，每次 4 ～ 8mg，对控制关节和软组织炎症疗效显著，且不良反应极少。其他同类制品还有得宝松、系倍他米松磷酸酯钠，具有缓释和长效的特点。

（6）免疫抑制剂治疗

严重的患者在应用 NSAIDs 治疗的同时，可并用甲氨蝶呤或柳氮磺吡啶。甲氨蝶呤首次剂量为 5mg，口服或加入灭菌生理盐水 20ml 静脉滴注。之后，每周 1 次，每次递增 2.5mg，直至维持每周 15 ～ 20mg。待病情控制后每周递减 2.5mg，以小量维持或停用。疗程一般为 3 个月左右，或按病情酌定。

对接受上述任何药物治疗的患者均应严密观察药物的不良反应。并应在治疗前后定期检查血常规和尿常规、肝功能和肾功能，以及其他有关检查。

本病多呈自限性，大多数患者通常在 2 ～ 6 个月后症状消退。外周关节炎完全恢复，皮肤和黏膜病变消失后不遗留痕迹，以及实验室出现的红细胞沉降率增快、白细胞和 C- 反应蛋白增高均可恢复至正常。但是，有些患者跖趾关节和足跟疼痛可持续 1 ～ 4 年，个别严重的溢脓性皮肤角化病患者可引起致命性危险。

银屑病关节炎的流行病学及概述

33. 银屑病关节炎的发病无性别差异

PSA是一种与银屑病相关的炎性关节病，有银屑病皮疹并伴有关节和周围软组织疼痛、肿胀、压痛、僵硬和运动障碍。部分患者可有骶髂关节炎和（或）脊柱炎，病程迁延，易复发。PSA晚期可有关节强直。约75%的患者皮疹出现在关节炎之前，同时出现的患者约15%，皮疹出现在关节炎后的患者约10%。该病可发生于任何年龄，高峰年龄为30～50岁，无性别差异，但脊柱受累以男性较多。

（1）遗传因素

本病常有家庭聚集倾向，一级家属患病率高达30%，单卵双生子患病危险性为72%。国内报道有家族史者为10.0%～23.8%，国外报道有家族史者为10%～80%。本病是常染色体显性遗传，伴有不完全外显率，但也有人认为其是常染色体隐性遗传或性联遗传。

（2）感染因素

①病毒感染：曾对银屑病伴有病毒感染的患者进行抗病毒治疗，PAS 病情随之缓解。②链球菌感染：据报道约 6% 的患者有咽部感染史及上呼吸道症状，而且其抗“O”滴定度亦增高。

（3）其他

①内分泌功能障碍：与内分泌腺功能状态的相关作用需予以重视。②神经精神障碍：曾有多篇文献报道精神因素与本病有关，如精神创伤可引起本病发作或使病情加重，并认为这是由精神受刺激后血管运动神经张力升高所致。多数患者冬季复发、加重，夏季缓解或自然消退，但久病患者季节规律性消失。女性患者经期前后加重，妊娠期皮疹消退，分娩后复发。

34. 银屑病关节炎的典型临床表现

PSA 多数缓慢发病，约 1/3 患者起病较急，伴发热等全身症状。起病前通常无明显诱因，少数先有关节外伤史，后局部出现 PSA。

（1）关节

除四肢外周关节病变外，部分可累及脊柱。有时也可转成慢性关节炎及严重的残疾。依据临床特点，关节炎分为 5 种类型，

60% 类型间可相互转化，以及合并存在。

①单关节炎或小关节炎型：占 70%，以手、足远端或近端指(趾)间关节为主，膝关节、踝关节、髋关节、腕关节亦可受累，分布不对称，因伴发远端和近端指（趾）间关节滑膜炎和腱鞘炎，受损指（趾）可呈现典型的腊肠指（趾），常伴有指（趾）甲病变。约 1/3 ～ 1/2 此型患者可演变为多关节炎类型。

②对称性多关节炎型：占 15%，病变以近端指（趾）间关节为主，可累及远端指（趾）间关节及大关节，如腕关节、肘关节、膝关节和踝关节等。

③残毁性关节型：约占 5%，是 PSA 的严重类型。好发于 20 ～ 30 岁，受累指、掌、跖骨可有骨溶解，指节常有望远镜式的“套叠”现象，关节可强直、畸形，常伴发热和骶髂关节炎。此型的皮肤银屑病常广泛而严重，为脓疱型或红皮病型。

④远端指间关节型：占 5% ～ 10%，病变累及远端指间关节，为典型的 PSA，通常与银屑病指甲病变相关。

⑤脊柱病型：约占 5%，多为年龄大的男性，以脊柱和骶髂关节病变为主(常为单侧或节段性)，伴下背痛或胸壁痛等症状，脊柱炎表现为韧带骨赘形成，严重时可引起脊柱融合，骶髂关节模糊，关节间隙狭窄甚至融合，可影响颈椎导致寰椎和轴下不全脱位。

（2）皮肤

皮肤病变多发于头皮及四肢伸侧，尤其肘关节、膝关节，呈散在或泛发分布，且特别注意隐藏部位的皮损，如头发、会阴、臀、脐等。临床特点表现为丘疹或斑块、圆形或不规则形，表面有丰富的银白色鳞屑，去除鳞屑后为发亮的薄膜，除去薄膜可见点状出血。该特点对银屑病具有诊断意义，是与其他炎性关节病的重要区别，35% 的患者皮肤病变的严重性和关节炎症程度有相关性。

（3）指（趾）甲

约 80%PSA 患者有指（趾）甲病变，而无关节炎的银屑病患者指甲病变仅占 20%。最常见的指（趾）甲病变是顶针样凹陷。其他表现有指甲脱离，以及甲下角化过度、增厚、横嵴及变色。

（4）其他

①全身症状：少数有发热、体重减轻和贫血等。②系统性损害：7% ～ 33% 患者有眼部病变，如结膜炎、葡萄膜炎、虹膜炎和干燥性角膜炎等；< 4% 患者出现主动脉瓣关闭不全，常见于疾病晚期；心脏肥大和传导阻滞等；肺部可见上肺纤维化；胃肠道可有炎性肠病，罕见淀粉样变。③肌腱端病：足跟痛是肌腱端病的表现，特别是在跟腱和跖腱膜附着部位的肌腱端病。本病起病隐匿，约 1/3 呈急性发作，起病前常无诱因。

35. 银屑病关节炎实验室及其他检查

（1）实验室检查

本病无特异性实验室检查，病情发作时红细胞沉降率加快，C-反应蛋白增高，IgA、IgE 水平增高，补体水平增高等。滑液呈非特异性反应，白细胞轻度增加，以中性粒细胞为主。RF 阴性，5% ～ 16% 患者出现低滴度的 RF。2% ～ 16% 患者抗核抗体低滴度阳性。约半数患者 $HLA\text{-}B_{27}$ 阳性，且与骶髂关节和脊柱受累显著相关。

（2）影像学检查

①周围关节炎：骨质有破坏和增生的表现。手和足的小关节呈骨性强直，指间关节破坏伴，关节间隙增宽，伴末节指骨茎突的骨性增生及末节指骨吸收，近端指骨破坏变尖和远端指骨骨性增生兼有，造成“戴帽铅笔”样畸形。受累指间关节间隙变窄、融合、强直和畸形。长骨骨干绒毛状骨膜炎。

②中轴关节炎：多表现为单侧骶髂关节炎，关节间隙模糊、变窄、融合。椎间隙变窄、强直，不对称性韧带骨赘形成，椎旁骨化，特点是相邻椎体的中部之间的韧带骨化形成骨桥，呈不对称分布。

36. 银屑病关节炎的诊断要点

银屑病患者有炎性关节炎表现即可诊断为 PSA。因部分患者银屑病病变出现在关节炎后，此类患者的诊断较困难，应注意临床和放射学检查，如询问是否有银屑病家族史、寻找隐蔽部位的银屑病变、注意受累关节部位、观察有无脊柱关节病等。但在做出诊断前应排除其他疾病。

本病可并发肌肉失用性消耗和特发性消耗、伸侧肌腱积液、胃肠道淀粉样变性、主动脉瓣关闭不全、肌病、舍格伦综合征和眼部炎症性改变，还可与其他血清阴性的多关节炎相重叠。据相关报道，本病可与其他血清反应阴性的多关节炎疾病构成下列重叠综合征：银屑病性关节炎–贝赫切特综合征、银屑病性关节炎–瑞特综合征、银屑病性关节炎–克罗恩病、银屑病性关节炎–溃疡性结肠炎。同时，PSA 可引起致命的并发症，如严重感染、消化性溃疡及穿孔等。

37. 银屑病关节炎的治疗及预后

本病治疗目的在于缓解疼痛，延缓关节破坏，控制皮肤损害。因人而异制订治疗方案。

（1）药物治疗

药物选择除抗疟药尚有争议外，其他与类风湿关节炎治疗相似。

1）NSAIDs。适用于轻、中度活动性关节炎者，具有抗炎、止痛、退热和消肿的作用，但对皮损和关节破坏无效。治疗剂量应个体化，只有在一种 NSAIDs 足量使用 1 ～ 2 周无效后才更改为另一种。避免两种或两种以上 NSAIDs 同时服用。老年患者宜选用半衰期短的 NSAIDs 药物，对有溃疡病史的患者，宜服用选择性 COX-2 抑制剂，以减少胃肠道的不良反应。

2）慢作用抗风湿药（disease modifying anti-rheumatic drugs，DMARDs）。具有防止病情恶化及延缓关节组织破坏的作用。如单用一种 DMARDs 无效时，也可联合用药；如将甲氨蝶呤作为基本药物，加柳氮磺吡啶。

①甲氨蝶呤：对皮损和关节炎均有效，可作为首选药。可口服、肌内注射和静脉滴注，开始每周 1 次，如无不良反应、症状加重者可逐渐增加剂量为每周 2 次，待病情控制后逐渐减量，维持每周 1 次。服药期间应定期查血常规和肝功能。

②柳氮磺吡啶：对外周关节炎有效。每日小剂量开始，之后每周增加适宜剂量，如疗效不明显可增大剂量（需要遵医嘱），从小剂量逐渐加量有助于减少不良反应，服药期间应定期查血常规和肝功能。

③青霉胺：口服适宜量，口服见效后可逐渐减至维持量。青霉胺不良反应较多，长期大剂量使用可出现肾损害（包括蛋白尿、血尿、肾病综合征）和骨髓抑制等，如及时停药多数能恢复。治疗期间应定期查血、尿常规和肝肾功能。

④硫唑嘌呤：对皮损也有效，按每日常用剂量起服用，见效后给予维持量。服药期间应定期查血常规和肝功能等。

⑤环孢素：美国 FDA 已通过将其用于重症银屑病治疗，对皮肤和关节型银屑病有效。FDA 认为应 1 年内维持治疗，禁止更长期使用。常用量起始至维持量（遵医嘱）。服药期间应查血常规、血肌酐和血压等。

⑥来氟米特：用于中、重度患者。

3）阿维 A 酯。属芳香维 A 酸类。口服适宜剂量（遵医嘱）。病情缓解后逐渐减量，疗程 4 ～ 8 周，肝肾功能不正常及血脂过高者、孕妇、哺乳期妇女禁用。由于该药有潜在致畸形和体内长期滞留的不良反应，所以在患者服药期间和停药后至少 1 年内不建议怀孕。用药期间应注意肝功能及血脂等。长期使用可使脊柱韧带钙化，因此中轴病变应避免使用。

4）糖皮质激素。用于病情严重和一般药物治疗不能控制者。因不良反应多，突然停用可诱发严重的银屑病类型和疾病复发，因此一般不宜选用，更不应长期使用。但也有学者认为小剂量糖皮质激素可缓解患者症状，可作为 DMARDs 起效前的“桥梁”。

5）植物药制剂。雷公藤多苷，每日 3 次，饭后服（剂量遵医嘱）。

（2）皮损局部用药治疗

依据皮损类型、病情等不同而选用不同药物。如外用糖皮质激素一般用于轻、中度银屑病，使用不当或滥用尤其是大剂量使用的情况下可导致皮肤松弛、变薄和萎缩。焦油类制剂易污染衣物，有异味，一般可在睡眠时服用。除引起皮肤激惹现象，很少有其他不良反应。

目前报道蒽林软膏对轻、中度银屑病有效，但因使用不便及其不良反应限制了其广泛应用。外用维生素 D_3、钙泊三醇用于中度银屑病治疗有一定不良反应，但无污染和异味，不推荐用于面部和生殖器皮肤及妊娠期妇女和儿童。水杨酸制剂通常与糖皮质激素、蒽林软膏或煤焦油制剂联合应用，以提高这些药物的效果。

他扎罗汀治疗银屑病最明显的不良反应是使皮肤变为亮红色，一般不用于皮肤皱褶处，如腹股沟和眼睛周围。

（3）外科治疗

外科手术治疗，如关节成形术等用于已出现关节畸形并伴有功能障碍的患者。

（4）预后

一般病程良好，只有少数患者（< 5%）有关节破坏和畸形。家族银屑病史、20 岁前发病、*HLA-DR3* 或 *HLA-DR4* 阳性、侵袭性或多关节病变以及广泛皮肤病变者预后较差。本病病程漫长，可持续数十年，甚至可迁延终身，易复发。银屑病患者预后一般较好。少数患者关节受累广泛、皮损严重、致残率高。急性病关节炎本身很少引起死亡，然而糖皮质激素和细胞毒药物治疗可引起致命的并发症，如严重感染、消化性溃疡及穿孔等。

（5）预防

1）一级预防：①去除各种可能的诱发因素，如防治扁桃体炎或上呼吸道感染，避免外伤和精神创伤、刺激及过度紧张等精神因素，保持良好的饮食习惯，忌食辛、辣刺激食物。②加强身体锻炼，提高机体免疫力。③生活规律，保持舒畅的心情，注意卫生，预防皮肤感染。④提高对银屑病的认识。本病无传染性，经积极治疗可以缓解。

2）二级预防：①早期诊断。既有关节炎又有银屑病者中，约有 80% 有指（趾）甲变形和损害，单纯银屑病患者中仅有 20%。只有关节炎而无银屑病病史者，应仔细检查头皮及肘关节等伸侧皮肤好发部位是否有不易被发现的皮损存在，对本病早期诊断有意义。②早期治疗。本病为慢性反复进行性、关节性疾病，病因不完全清楚。迄今为止，治疗方法不少，但仍无满意疗法。因此应采取综合疗法，使病情得到早期、有效控制。

3）三级预防：①注意皮肤清洁卫生，防止银屑病复发感染。②避免精神紧张，保持心情舒畅。

类风湿性关节炎的流行病学及概述

38. 类风湿性关节炎是以炎性滑膜炎为主的系统性疾病

RA 是一种病因未明的慢性且以炎性滑膜炎为主的系统性疾病。其特征是手或足小关节的多关节、对称性、侵袭性关节炎症，经常伴有关节外器官受累及 RF 阳性，可以导致关节畸形及功能丧失。

RA，这一病名是 1858 年由英国医生加罗德首先使用的。1896 年舍费尔和雷蒙将该病定为独立的疾病，同年斯蒂尔对儿童型的 RA 做出了详细的描述。1931 年塞西尔等发现，类风湿患者血清与链球菌的凝集率很高，1940 年瓦勒发现 RF。1945 年卡维尔蒂、1961 年斯勒芬分别提出类风湿发病机制的自身变态反应理论，并得到确定。1941 年美国正式使用“类风湿性关节炎”的病名。目前，除中国、英国、美国三国称之为 RA 外，法国、比利时、荷兰称之为慢性进展性多关节炎；德国、捷克和罗马尼亚等称之为原发性慢性多关节炎；俄罗斯称之为传染性非特异性多关节炎；日本称之为慢性关节风湿症。

本病多见于青壮年，20 ～ 45 岁占 80% 左右，女性较男性多见，男女之比为 1 ∶ 3。本病是一种常见的多发疾病，国外发病率为 1% 左右，国内无精确统计。

39. 类风湿性关节炎的典型临床表现

女性易发生 RA，发病率为男性的 2 ～ 3 倍，可发生于任何年龄，高发年龄为 40 ～ 60 岁。临床症状可伴有体重减轻、低热及疲乏感等全身症状。

（1）晨僵

早晨起床时关节活动不灵活的主观感觉，是关节炎症的一种非特异表现，其持续时间与炎症的严重程度成正比。

（2）关节受累表现

①多关节受累呈对称性多关节炎（≥ 5 个关节）。易受累的关节有手、足、腕、踝及颞颌关节等，还有肘、肩、颈椎、髋、膝关节等。②手的畸形有梭形肿胀、尺侧偏斜、天鹅颈样畸形、纽扣花样畸形等。足的畸形有跖骨头向下半脱位引起的仰趾畸形、外翻畸形、跖趾关节半脱位、弯曲呈锤状趾及足外翻。③其他可有正中神经 / 胫后神经受压引起的腕管 / 跗管综合征；膝关

节腔积液挤入关节后侧形成腘窝囊肿（Baker 囊肿）；颈椎受累（第 2、第 3 颈椎多见）可有颈部疼痛、颈部无力及难以保持其正常位置，寰枢关节半脱位，相应有脊髓受压及椎基底动脉供血不足的表现。

（3）关节外表现

①一般表现可有发热、类风湿结节（属于机化的肉芽肿，与高滴度 RF、严重的关节破坏及 RA 活动有关，好发于肘部、关节鹰嘴突、骶部等关节隆突部及经常受压处）、类风湿血管炎（主要累及小动脉的坏死性小动脉炎，可表现为指 / 趾端坏死、皮肤溃疡、外周神经病变等）及淋巴结肿大。②心脏受累可有心包炎、心包积液、心外膜或心肌及瓣膜的结节、心肌炎、冠状动脉炎、主动脉炎、传导障碍、慢性心内膜炎及心瓣膜纤维化等表现。③呼吸系统受累可有胸膜炎、胸腔积液、肺动脉炎、间质性肺疾病、结节性肺病等。④肾脏表现主要有原发性肾小球及肾小管间质性肾炎、肾脏淀粉样变和继发于药物治疗（金制剂、青霉胺及 NSAIDs）的肾损害。⑤神经系统除周围神经受压的症状外，还可诱发神经疾病、脊髓病、外周神经病、继发于血管炎的缺血性神经病、肌肥大及药物引起的神经系统病变。⑥贫血是 RA 最常见的关节外表现，属于慢性疾病性贫血，常为轻-中度。⑦消化系统可因 RA 血管炎、并发症或药物治疗所致。⑧关于眼部，幼年易患葡萄膜炎，成人易患巩膜炎，可能由血管炎所

致。还可有干燥性结膜角膜炎、巩膜软化、巩膜软化穿孔、角膜溶解。

（4）Felty 综合征

1% 的 RA 患者可有脾大、中性粒细胞减少，以及血小板减少、红细胞计数减少，常有严重的关节病变、高滴度的 RF 及 ANA 阳性，属于一种严重型 RA。

（5）缓解性血清阴性、对称性滑膜炎伴凹陷性水肿综合征（RS3PE）

男性多见，常于 55 岁以后发病，呈急性发病，有对称性腕关节、屈肌腱鞘及手小关节的炎症，手背可有凹陷性水肿。晨僵时间长（0.5 ～ 1.0 天），但 RF 阴性，X 线检查多没有骨破坏。有 56% 的患者为 $HLA\text{-}B_{27}$ 阳性。治疗上对单用 NSAIDs 药物反应差，而小剂量糖皮质激素疗效显著。常于 1 年后自发缓解，预后好。

（6）成人 Still 病（AOSD）

以高热、关节炎、皮疹等的急性发作与缓解交替出现为表现的一种少见的 RA 类型。因临床表现类似于全身起病型幼年类风湿关节炎（Still 病）而得名。部分患者经过数次发作转变为典型的 RA。

（7）老年发病的 RA 常＞ 65 岁起病

性别差异小，多呈急性发病，发展较快（部分以 OA 为最初表现，几年后出现典型的 RA 表现）。以手足水肿、腕管和跗管综合征及多肌痛为突出表现，晨僵明显，60% ～ 70% RF 阳性，但滴度多较低。X 线片以骨质疏松为主，很少侵袭性改变。患者常因心血管、感染及肾功能受损等并发症而死亡。选用 NSAIDs 要慎重，可应用小剂量激素，对慢作用抗风湿药（SAARD）反应较好。

40. 类风湿性关节炎的实验室及其他检查

（1）实验室检查

一般检查项目包括血常规、尿常规、红细胞沉降率、C-反应蛋白、生化检查（肝、肾功能）、免疫球蛋白、蛋白电泳、补体等。

RA 患者自身抗体的检出，是有别于其他炎性关节炎，如 PSA、REA 和 OA 的标志之一。目前临床常用的自身抗体包括 RF-IgM、RF-IgG、RF-IgA、抗环状瓜氨酸（CCP）抗体、抗核周因子、抗角蛋白抗体、抗核抗体、抗 ENA 抗体等，还包括抗 RA_{33} 抗体、抗葡萄糖 -6- 磷酸异构酶（GPI）抗体、抗 P_{68} 抗体等。

遗传标记 *HLA-DR4* 及 *HLA-DR1* 亚型。

（2）影像学检查

关节 X 线：可见软组织肿胀、骨质疏松及病情进展后的关节面囊性变、侵袭性骨破坏、关节面模糊、关节间隙狭窄、关节融合及脱位。X线分期：Ⅰ期，正常或骨质疏松；Ⅱ期，骨质疏松，有轻度关节面下骨质侵蚀破坏，关节间隙轻度狭窄；Ⅲ期，关节面下有明显的骨质侵蚀破坏，关节间隙明显狭窄，关节半脱位畸形；Ⅳ期，上述改变合并有关节纤维变性或骨性强直。

胸部CT：进一步提示肺部病变，尤其高分辨CT对肺间质病变更敏感。

MRI：对手关节及腕关节的检查可提示早期的滑膜炎病变，对发现类风湿性关节炎患者的早期关节破坏很有帮助。

超声：简易的无创性检查，对于滑膜炎、关节积液以及关节破坏有鉴别意义。研究认为其与MRI有较好的一致性。

（3）特殊检查

关节穿刺术：对于有关节腔积液的关节，可以进行关节穿刺，取关节液进行检查。关节液的检查包括关节液培养、RF检测、抗CCP抗体检测、抗核抗体检测等，还可进行偏振光检测鉴别痛风的尿酸盐结晶。

关节镜及关节滑膜活检：对RA的诊断及鉴别诊断很有价值，对于单关节难治性的RA有辅助治疗作用。

41. 类风湿性关节炎的诊断标准及要点

（1）RA的诊断标准

美国风湿病学会1987年修订的RA分类标准：符合下列

4条及4条以上条件者并排除其他关节炎可以确诊RA。

①晨僵至少1小时（≥6周）；②3个或3个以上的关节受累（≥6周）；③手关节（腕、MCP或PIP关节）受累（≥6周）；④对称性关节炎（≥6周）；⑤有类风湿皮下结节；⑥X线片改变；⑦RF阳性。

2010年美国风湿协会（ACR）/欧洲抗风湿病联盟（EULAR）关于RA新的分类标准（表4）：总得分为6分以上可确诊RA。

表4 2010年ACR/EULAR关于RA新的分类标准

项目	得分	项目	得分
关节受累	(0～5分)	血清学（至少需要1条）	(0～3分)
1个大关节	0	RF和ACPA均阴性	0
2～10个大关节	1	RF和（或）ACPA低滴度阳性	2
1～3个小关节（伴或不伴大关节受累）	2	RF和（或）ACPA高滴度（超过正常值3倍以上）阳性	3
4～10个小关节（伴或不伴大关节受累）	3		
＞10个关节（至少1个小关节受累）	5		
急性时相反应物（至少需要1条）	(0～5分)	症状持续时间	(0～1分)
CRP和ESR均正常	0	＜6周	0
CRP或ESR增高	1	≥6周	1

2012 年早期 RA（ERA）分类诊断标准：①晨僵≥ 30 分钟；②＞ 3 个关节区的关节炎（14 个关节区：双侧肘关节、腕关节、掌指关节、近端指间关节、膝关节、踝关节和跖趾关节）；③手关节炎；④ RF 阳性；⑤抗 CCP 抗体阳性。≥ 3 条可诊断 RA。敏感性为 84.4%，特异性为 90.6%。

（2）病情分期

①早期有滑膜炎，无软骨破坏；②中期介于上、下间（有炎症、关节破坏、关节外表现）；③晚期已有关节结构破坏，无进行性滑膜炎。

（3）关节功能分级

Ⅰ级：功能状态完好，能完成平常任务无碍（能自由活动）；Ⅱ级：能从事正常活动，但有 1 个或多个关节活动受限或不适（中度受限）；Ⅲ级：只能胜任一般职业性任务或自理生活中的一部分（显著受限）；Ⅳ级：大部分或完全丧失活动能力，需要长期卧床或依赖轮椅，很少或不能生活自理（卧床或轮椅）。

（4）RA 病情评估

RA 病情评估需结合临床及辅助检查，判断 RA 活动性的项目包括疲劳的严重性、晨僵持续的时间、关节疼痛和肿胀的程度、关节压痛和肿胀的数目、关节功能受限程度以及急性炎症指标（如红细胞沉降率、C- 反应蛋白和血小板）等。

42. 类风湿性关节炎的鉴别诊断

（1）OA

多见于中老年人，起病过程大多缓慢。手关节、膝关节、髋关节及脊柱关节易受累，而掌指、腕及其他关节较少受累。病情通常随活动而加重或因休息而减轻。晨僵时间多小于半小时。双手受累时查体可见 Heberden 结节和 Bouchard 结节，膝关节可触及摩擦感。不伴有皮下结节及血管炎等关节外表现。RF 多为阴性，少数老年患者可有低滴度阳性。

（2）PSA

PSA 的多关节炎型和 RA 很相似。但本病患者有特征性银屑疹或指甲病变，或伴有银屑病家族史。常累及远端指间关节，早期多为非对称性分布，RF 等抗体为阴性。

（3）AS

本病青年男性多发，以中轴关节（如骶髂关节、脊柱关节）受累为主，虽有外周关节病变，但多表现为下肢大关节非对称性的肿胀和疼痛，并常伴有棘突、大转子、跟腱、脊肋关节等肌腱和韧带附着点疼痛。关节外表现多为虹膜睫状体炎、心脏传导阻滞障碍及主动脉瓣闭锁不全等。X 线片可见骶髂关节侵袭、破坏或融合，患者 RF 为阴性，并且多为 $HLA\text{-}B_{27}$ 抗原阳性。本病有更为明显的家族发病倾向。

（4）系统性红斑狼疮

本病患者在病程早期可出现双手或双腕关节的关节炎表现，常伴有发热、疲乏、口腔溃疡、皮疹、血细胞减少、蛋白尿或抗核抗体阳性等狼疮特异性、多系统表现，而关节炎较 RA 患者程度轻，不出现关节畸形。实验室检查可发现多种自身抗体。

（5）REA

本病起病急，发病前常有肠道或泌尿道感染史。以大关节（尤其下肢关节）非对称性受累为主，一般无对称性手指近端指间关节、腕关节等小关节受累。可伴有眼炎、尿道炎、龟头炎及发热等，$HLA\text{-}B_{27}$ 可呈阳性而 RF 阴性，患者可出现非对称性骶髂关节炎的 X 线片改变。

43. 类风湿性关节炎的治疗与预后

RA 治疗的主要目的在于减轻关节炎症反应，抑制病变及不可逆骨质破坏的发展，尽可能保护关节和肌肉的功能，最终达到病情完全缓解或降低疾病活动度的目标。

（1）治疗及原则

免疫净化：RA 患者血中常有高滴度自身抗体、大量循环免疫复合物、高免疫球蛋白等，因此，选用免疫净化疗法可快速去除血浆中的免疫复合物和过高的免疫球蛋白、自身抗体等。如免疫活性淋巴细胞过多，还可采用单个核细胞清除疗法，从而改善淋巴T细胞、淋巴B细胞、巨噬细胞和自然杀伤细胞的功能，降低血液黏滞度，以达到改善症状的目的，同时可以提高药物疗效。目前常用的免疫净化疗法包括血浆置换、免疫吸附和淋巴细胞/单核细胞去除术。应用此方法时需配合药物治疗。

功能锻炼：在关节肿痛明显的急性期，应适当限制关节活动。但肿痛改善后，应在不增加患者痛苦的前提下进行功能活动。

外科治疗：经内科治疗不能控制及严重关节功能障碍的类RA患者，外科手术是有效的治疗手段。外科治疗包括腕管综合征的松解术、肌腱撕裂后修补术、滑膜切除及关节置换术等。

药物治疗：方案应个体化，药物治疗主要包括NSAIDs、慢作用抗风湿药、免疫抑制剂、免疫和生物制剂及植物药等。

1）NSAIDs：有抗炎、止痛、解热作用，是RA治疗中最为常用的药物，适用于活动期等各个时期的患者。常用的药物包括双氯芬酸、萘丁美酮、美洛昔康、塞来昔布等。双氯芬酸钠缓释片，1次0.1g，1次/日。萘丁美酮胶囊，1次1.0g（最大量2.0g），1次/日，分2次口服。美洛昔康片，1次1片，1次/日。塞来昔布胶囊，1次1粒，1次/日，急性疼痛首次2粒。

2）缓解病情抗风湿药：又称为二线药物或慢作用抗风湿药物。常用的有甲氨蝶呤，口服或静脉滴注；柳氮磺吡啶，从小剂量开始，逐渐递增；羟氯喹、来氟米特、环孢素、金诺芬、白芍总苷等。

3）云克［锝（^{99}Tc）亚甲基二磷酸盐注射液］：是一种非激发状态的同位素，治疗 RA 缓解症状起效快，不良反应较小。静脉用药，10 天为 1 个疗程。

4）糖皮质激素：不作为治疗 RA 的首选药物。但在下述 4 种情况下可选用：①伴随类风湿血管炎，包括多发性单神经炎、类风湿肺及浆膜炎、虹膜炎等；②过渡治疗，重症类 RA 患者，可用小量激素快速缓解病情，一旦病情控制，应首先减少或缓慢停用激素；③经正规慢作用抗风湿药治疗无效的患者可加用小剂量激素；④局部应用（如关节腔内注射）可有效缓解关节的炎症。总原则为短期小剂量（10mg/d 以下）应用。

5）生物制剂：目前在 RA 的治疗上，已经有几种生物制剂被批准上市，并且取得了一定的疗效，尤其在难治性 RA 的治疗中发挥了重要作用。几种生物制剂在 RA 中的应用：① TNF-α 嵌合性单克隆抗体，临床试验已证明对甲氨蝶呤等治疗无效的 RA 患者应用此药物，可取得满意疗效。近年来强调其早期应用的效果更好。使用方法：静脉滴注，3mg/kg，分别于 0 周、2 周、6 周注射 1 次，以后每 8 周静脉滴注 1 次，通常使用 3 ～ 6 次为 1 个疗程。需与甲氨蝶呤联合应用，抑制抗体的产生。②依那西普或人重组 TNF 受体 p75 和 IgG 分子 Fc 段的融合蛋白，其治疗 RA 和 AS 疗效肯定，耐受性好。目前国内有恩利及益塞普两种商品剂型。③阿达木单抗是针对 TNF-α 的全人源化的单克隆抗体，推荐的治疗剂量为40mg，每2周1次，皮下注射。④妥珠单抗、IL-6受体拮抗药，主要用于中重度RA，对TNF-α拮抗药反应欠佳的患者可能有效。推荐的用法是4～10mg/kg，静脉输注，每4周给药1次。⑤抗CD20单抗、利妥昔单抗治疗RA取得了较满意的疗效。

6）植物药：已有多种用于RA的植物药，如雷公藤、白芍总苷、青藤碱等。部分药物对治疗RA具有一定的疗效，但作用机制需进一步研究。

（2）预防及预后

近10年来，随着慢作用抗风湿药的早期联合应用，对关节外病变的治疗以及新疗法的不断出现，使RA的预后已有明显改善。大多数RA患者的病情可得到很好的控制，甚至完全缓解。研究发现，根据RA发病第1年的临床特点可大致判断其预后，某些临床及实验室指标对病情估计及指导用药很有意义。

此外，患者的受教育程度也与预后有关。RA的严重程度及预后较差的因素包括：关节持续性肿胀、高滴度抗体、*HLA-DR4*或*HLA-DR1*阳性、伴发贫血、类风湿结节、血管炎、神经病变或其他关节外表现。

RA在晚期、重症或长期卧床患者中，RA因合并感染及消化道出血或心、肺、肾病变等可危及患者生命。

参考文献

1. Norton S，Fu B，Scott DL，et al. Health Assessment Questionnaire disability progression in early rheumatoid arthritis: systematic review and analysis of two inception cohorts. Semin Arthritis Rheum，2014，44（2）：131-144.

2. Burska AN， Hunt L，Boissinot M，et al. Autoantibodies to posttranslational modifications in rheumatoid arthritis. Mediators Inflamm. 2014:492873.

3. Bingham CO 3rd，Moni M. Periodontal disease and rheumatoid arthritis: the evidence accumulates for complex pathobiologic interactions. Curr Opin Rheumatol，2013，25（3）：345-353.

4. Emery P，Sebba A，Huizinga TW.Biologic and oral disease-modifying antirheumatic drug monotherapy in rheumatoid arthritis. Ann Rheum Dis，2013，72（12）：1897-1904.

（范愈燕　整理）

痛风性关节炎的流行病学及概述

44. 痛风性关节炎多因遗传因素和家族因素发病

痛风性关节炎（gouty arthritis）是由于尿酸盐沉积在关节囊、滑囊、软骨、骨质和其他组织中而引起的病损及炎症反应，多有遗传因素和家族因素，好发于40岁以上的男性，多见于足踇趾的跖趾关节，也可发生于其他较大关节，尤其是踝部关节、足部关节。

随着社会的发展、饮食结构的改变，痛风的发病率呈现出不断增加的趋势。中国对痛风的研究源于20世纪50年代，1948年陈悦书首次报道了2例痛风，1958年以前的文献中仅有25例报道，2004年山东沿海地区痛风的发病率为1.14%（近10年内增加了3倍）。中国台湾是痛风高发地区，18周岁以上的土著居民痛风的患病率为11.70%。

痛风在其他发展中国家也备受关注。一项有关非洲风湿性疾病的调查显示，整个非洲痛风的患病率在增加。相对于发展中国家，痛风在发达国家的患病率也在日益增加，欧美地区痛风的患者数占总人口的 0.13% ～ 0.37%，年发病率为 0.20% ～ 0.35%。

45. 痛风性关节炎具有家族遗传倾向

痛风性关节炎具有家族遗传倾向，遗传模式尚不清楚。关于痛风性关节病的发病机制，许多学者普遍认为其与多形核白细胞有关。痛风由长期嘌呤代谢障碍、血尿酸增高引起。如果血中尿酸浓度长期高于饱和点，医学上之称为“高尿酸血症”。痛风分原发性和继发性两种。病因尚不十分清楚，突出特点是高尿酸血症和结缔组织结构（特别是软骨、滑膜）的尿酸钠晶体沉着。痛风时滑膜组织和关节软骨释放的尿酸钠晶体被关节液中的白细胞吞噬，白细胞又破坏释放出蛋白酶和炎症因子进入滑液，酶、炎症因子使关节中的白细胞增多，于是有更多的吞噬了尿酸盐结晶的白细胞相继破裂释放出酶和炎症因子，形成恶性循环，进一步导致急性滑膜炎和关节软骨破坏。痛风结石是围绕尿酸盐结晶产生的大小不同的晶体肉芽肿。

（1）内源性

内源性嘌呤是 DNA 和 RNA 氧化分解后产生的，嘌呤在肝脏氧化成 2，6，8- 三羟基嘌呤就叫尿酸，约占体内总尿酸的 80%。所以尽早使用抗氧化剂，可以减少绝大多数尿酸的产生。

（2）外源性

外源性嘌呤从食物中的核苷酸分解而来，约占体内总尿酸的 20%。对高尿酸血症而言，内源性代谢紊乱比外源性因素更重要。痛风可以由饮食、饮酒及天气变化（如温度气压突变）、外伤等方面引发。

46. 痛风性关节炎的典型临床表现

（1）临床症状

典型的首次发作的痛风性关节炎多为单关节炎，以第一跖趾关节及踇趾关节为多见，其次为踝、膝、肘、腕、手及足部其他关节。

一般历时 1 ～ 2 周症状缓解。局部皮肤由红肿转为棕红色而逐渐恢复正常。有时可出现脱屑和瘙痒。

发病开始可累及包括第一跖趾关节在内的 2 个或 3 个关节。第一跖趾关节病变约占痛风患者的 50%，为本病多发关节，踝关节、跗趾关节、膝关节、肘关节和腕关节病变也可见。近年来由于抗癌治疗的开展，继发性痛风有增加趋势，继发性痛风的病程相似，继发于血液病、糖原储存病的间歇期较短。

（2）分期

原发性痛风常发现于 40 岁以上的男性，女性较少且多为绝经期妇女，通常分为 4 期。

无症状期：时间较长，仅血尿酸增高，约 1/3 的患者有关节症状。

急性关节炎期：多在夜间突然发病，受累关节剧痛，首发关节常累及踇趾关节，其次为踝、膝等。关节红、肿、热和压痛，伴全身无力、发热、头痛等。可持续 3 ～ 11 天。饮酒、暴食、过劳、着凉、手术刺激、精神紧张均可成为发作诱因。

间歇期：为数月或数年，随病情反复发作间期变短，病期延长，病变关节增多，渐转成慢性关节炎。

慢性关节炎期：由急性发病至转为慢性关节炎期平均为 11 年左右，关节出现僵硬畸形、运动受限。30% 左右的患者可见痛风石和发生肾脏并发症以及输尿管结石等。晚期有高血压、肾脑动脉硬化、心肌梗死。少数患者死于肾衰竭和心血管意外。

（3）好发部位

脚趾及趾关节是痛风性关节炎最好发的部位，其中又以脚踇趾关节最为常见，其次为跗趾关节、踝关节、手指关节，再次为掌指关节及腕关节、肘关节、膝关节等。较大的关节（如髋关节、肩关节、骶髂关节）受累机会较少，而下颌、胸锁、脊柱、胸肋等关节发生痛风性关节炎则更为少见。

痛风性关节炎主要侵犯手、脚、踝、腕等人体末端的小关节，而躯干部位的关节较少发生痛风性关节炎。这是因为这些末端的小关节具有以下几个有利于血尿酸沉积的特点：①末端小关节皮下脂肪很少，血液循环差，皮肤湿度较躯干部位低，血尿酸易于沉积；②末端小关节由于血循环较差，组织相对缺氧，局部pH（即酸碱度）稍低，亦有利于尿酸沉积。

躯干部的关节（如髋、骶、脊柱、胸肋等关节）局部均有肌肉及较多的脂肪组织包围，温度比末端四肢的小关节高，血管也较丰富，血液循环较末端关节好，局部pH不低，因而尿酸不易沉积，发生痛风性关节炎及痛风石的机会则较少。

47. 痛风性关节炎的诊断要点

临床表现、实验室检查、X线检查有助于诊断，但完全确诊需要在滑膜或关节液中查到尿酸盐结晶，因为牛皮癣性关节炎和RA有时尿酸含量也会升高。

在临床上，遇到中老年男性肥胖者，突然出现第一跖趾关节或踝关节、足背等单关节红肿剧痛，对秋水仙碱治疗有特效，1周左右症状缓解，伴有或不伴有血尿酸增高者，可诊断为急性痛风性关节炎。

实验室检查：血尿酸水平增高，最高达20mg/dL（正常：男7mg/dL，女6mg/dL）。偏光显微镜检查可见关节滑液中有吞噬了尿酸盐结晶的白细胞。急性期时白细胞增多，红细胞沉降率加快。

X线检查：X线片显示关节软骨下骨的穿凿样破坏和局部的

骨质疏松、腐蚀或皮质断裂，以及关节间隙狭窄和边缘性骨质增生。痛风结石可为钙化阴影。

其他辅助检查：急性发作期可有白细胞增多、红细胞沉降率加快；慢性期可见痛风石，一般基本检查结合临床表现可确诊。部分患者可有肾功能障碍或痛风并发肾功能损害及并发高血压、动脉硬化、冠心病的可能，所以需酌情进行可选检查。

当前国内外多采用美国风湿病学会于 1977 年制定的诊断标准：①急性关节炎发作 1 次以上，在 1 天内即达到发作高峰。②急性关节炎局限于个别关节，整个关节呈暗红色，第一拇指关节肿痛。③单侧跗骨关节炎急性发作。④有痛风石。⑤高尿酸血症。⑥非对称性关节肿痛。⑦发作可自行停止。凡具备上述条件中 3 条以上，并可排除继发性痛风者即可确诊。

48. 痛风性关节炎的鉴别诊断

痛风性关节炎早期多被误诊为 RA、足部急性蜂窝组织炎、单纯踇趾滑囊炎、假性痛风、化脓性关节炎等，需要注意鉴别。

RA：女性多见，常侵犯小关节，无痛风急性发作特点，软组织肿胀以关节为中心，呈梭形。痛风以骨缺损为中心，呈不规则肿胀。RA 骨破坏比痛风小，且有普遍骨质疏松，对秋水仙碱治疗无效。

足部急性蜂窝组织炎：为软组织的急性弥漫性化脓性炎症，

常有感冒史；很少见于夜间突然发作；不侵及关节或具有关节症状；全身症状重，并见寒战及白细胞增多等症状；此外，年龄不受限制，且治疗后不会多次复发。

单纯踇趾滑囊炎：常有外伤史或局部慢性损伤性刺激因素，在踇趾多见于踇外翻，由鞋子大小等局部摩擦或足部负重不正引起；不经治疗或病因纠正则不易自行消退，此外发作时间、疼痛程度都没有痛风严重，对秋水仙碱治疗无效。

假性痛风：为焦磷酸盐代谢障碍所致，多见于老年人。主要侵犯部位以大关节为主（常见膝关节），四肢关节少见，急性发作很像痛风，也可夜间发作，但较轻，后期可致关节畸形，X 线检查可见软骨钙化，关节穿刺液检查示雪花样焦磷酸盐钙结晶，对秋水仙碱治疗无效。

49. 痛风性关节炎的治疗措施

治疗痛风性关节炎包括全身和局部治疗两方面。药物以秋水仙碱使用较多，此外尚可选用保太松或吲哚美辛片。血清尿酸持续上升也可用丙磺舒，通过抑制肾小管对尿酸盐的再吸收起治疗作用，为有效的治疗药物之一。如存在肾脏疾病，通常选用别嘌呤治疗。在急性期，关节内注射类固醇，制动关节和冷敷局部能明显减轻症状。为了减轻关节疼痛和恢复关节功能，可选择关节成形术、人工关节置换术等。

参考文献

1. Cronstein BN，Sunkureddi P. Mechanistic aspects of inflammation and clinical management of inflammation in acute gouty arthritis. J Clin Rheumatol，2013，19（1）：19-29.

2. Han B，Huang H，Li Z，et al. Therapeutic Effects of Chinese Medicine Herb Pair，Huzhang and Guizhi，on Monosodium Urate Crystal-Induced Gouty Arthritis in Rats Revealed by Anti-Inflammatory Assessments and NMR-Based Metabonomics. Evid Based Complement Alternat Med，2016：9398435.

（范愈燕　整理）

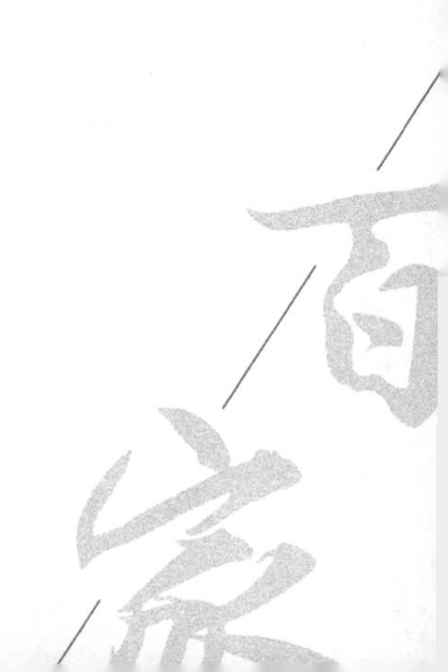

创伤性关节炎的流行病学及概述

50. 创伤性关节炎多发于创伤后、承重失衡及活动负重过度的关节

创伤性关节炎（traumatic arthritis）又称外伤性关节炎、损伤性骨关节炎、继发性骨关节炎，它是由创伤引起的，以关节软骨的退化变性和继发的软骨增生、骨化为主要病理变化的，以关节疼痛、活动功能障碍为主要临床表现的一种疾病。任何年龄组均可发病，但以青壮年多见，多发于创伤后、承重失衡及活动负重过度的关节。创伤性关节炎比较常见于膝关节及肘关节。单纯关节脱位发生创伤性关节炎的概率较低，合并关节内骨折者则发生率显著增加。

根据美国风湿病协会分类，OA 可分为原发性骨关节炎和继发性骨关节炎。继发性骨关节炎即创伤性骨关节炎。创伤性关节炎均有外伤史，由一次外伤或反复疲劳外伤所致。外伤发生常见

于青壮年，但创伤性关节炎发病多见于中老年患者，其随着年龄增长逐渐发病。男性患者多于女性患者。BMI 与发病明显呈正相关趋势，如体重较大，其发病较早并且进展较快，在负重关节尤其明显。下肢关节发病较上肢关节常见，可能与负重相关。

51. 创伤性关节炎的发病机制

关节损伤时软骨表面层易因撞击伤而发生胶原纤维断裂、细胞死亡，使软骨失去光泽及弹性，软骨面变薄、变硬；软骨面边缘则发生代偿性增生肥厚，形成骨赘。滑膜充血水肿，绒毛增生增厚；软骨下骨受到创伤而发生血循环障碍，在压力的作用下发生骨髓水肿、骨硬化增生。

骨关节炎的本质改变是关节软骨损害。关节创伤可影响软骨细胞的数量和活性，使细胞外基质合成与降解失衡，导致关节出现退行性改变。损伤后首先出现关节软骨肿胀，蛋白聚糖丢失明显增加，其后逐渐出现软骨细胞坏死、软骨变薄、软骨下骨增厚，从而启动骨关节炎病理进程。机械因素对关节软骨的损伤不仅取决于负荷强度，还取决于作用时间。

关节内骨折伴发的关节面破坏导致关节表面不平整，不但可造成关节运动时摩擦增大，还会引起不同区域软骨承受负荷的差异，结果出现软骨胶原纤维的塑形、高应力侧的软骨变薄，以致关节炎形成。

关节周围结构如肌肉、肌腱、韧带损伤后关节稳定性下降，负重时关节软骨将承受更大的剪切应力。剪切应力使软骨细胞产生过多的氧化物，细胞遭受氧化损伤而过早衰老以至死亡。软骨组织在长期超常应力作用下发生退行性改变，软骨变薄，以至骨赘形成。

除了机械性因素外，生物性因素亦扮演着重要角色，两者相辅相成，协同作用。白介素 IL-1 可诱导基质金属蛋白酶，使前列腺素 E_2、磷脂酶 A_2 分泌剂量依赖性增加，导致软骨退行性改变，关节滑膜萎缩，退变加剧。目前已在创伤性关节炎患者的关节液内检测出较高水平的 IL-1。

骨性关节炎、创伤性关节炎患者关节滑膜中 IL-2 呈高表达，其与关节僵直、关节疼痛相关。IL-6 可刺激、激活炎症细胞因子，释放炎症介质，是一种多效应的细胞因子。其可介导软骨破坏，致关节腔内滑膜、软骨相关细胞产生前列腺素和胶原酶，促进关节内炎症反应。IL-6 是重要的炎症促进细胞因子，具有促进炎症细胞因子聚集、促进炎症细胞因子释放的作用，可以促进关节疼痛的产生和导致关节较早形成僵直。肿瘤坏死因子 TNF-α 刺激巨噬细胞释放 IL-1、IL-6。TNF-α 的主要作用是刺激机体产生炎症反应，减少基质中蛋白多糖、胶原物质的合成，诱导基质金属蛋白酶的高表达，增加血管内皮细胞的通透性，刺激产生如 IL-1、IL-6、IL-8 等炎症细胞因子。TNF-α 还是关节僵直的始动因素，在关节僵直过程中可起到至关重要的作用。环氧化酶通过前列腺素参与炎症并加重炎症，是关节炎的重要炎症细胞因子。在创伤早期膝关节僵直过程中起到至关重要的作用，促进膝关节周围创伤炎症反应。

52. 创伤性关节炎的三大病因

暴力外伤：如坠压、撞击等造成骨关节内骨折、软骨损坏、关节内异物存留等，使关节面不平整，从而使其遭受异常的磨损和破坏。

承重失衡：如关节畸形或骨折成角畸形愈合，使关节负重力线不正，长期承压处的关节面遭受过度磨损与破坏。

活动、负重过度：如某些职业要求肢体的某些关节活动频繁或经常采取某种特定姿势、重度肥胖或由于某些原因单侧肢体承重等，造成累积性损伤，导致相应关节的关节面过度磨损和破坏。

53. 创伤性关节炎的典型临床表现

（1）症状

早期受累关节疼痛和僵硬，开始活动时较明显，活动后减轻，活动多时又加重，休息后症状缓解，疼痛与活动有明显关系。晚期关节反复肿胀，疼痛持续并逐渐加重，可出现活动受限，以及关节积液、畸形和关节内游离体，关节活动时出现摩擦音。

（2）体征

根据不同的病情，下肢创伤性关节炎可有其特殊的病理步态。创伤性关节炎为抗痛性步态，即行走时，当患肢着地后，因负重疼痛而迅速更换健侧负重，以减少负重，故患肢步幅小。上肢发生创伤性关节炎的关节因疼痛而减少活动，活动幅度明显受限。患肢可因所受外伤不同而呈现不同畸形，如肘关节内外翻；可因负重力的改变出现下肢畸形，如膝关节内外翻等。

（3）辅助检查

X 线：在骨折或关节急性损伤过后，较长时间内逐渐形成者。关节间隙变窄，骨端硬化，关节边缘部骨赘形成，关节内可能有游离体。还可因骨端生长发育障碍或骨、关节损伤后而遗留肢体畸形。

CT：CT 的密度分辨力明显优于 X 线片，有利于明确关节及软组织病变的大小、范围和密度变化，以及骨病向毗邻组织的侵袭。

MRI：用于观察软组织及软骨病变的范围及内部结构，其可反映软骨损伤情况及骨髓内部水肿等情况。

ECT：一次扫描可得到全身骨骼的图像，适用于做全身性筛选检查。ECT 的敏感性高，故可早期发现病变，有利于定位及定量检查。

创伤性关节炎患者有慢性积累性关节损伤史或有明显的外伤史，发病过程缓慢。早期受累关节酸痛，运动僵硬感，活动后好转，但过劳后症状又加重。后期关节疼痛与活动有关，活动时可出现摩擦感，可出现关节变形。X 线检查可见关节间隙变窄，软骨下关节面硬化，关节边缘有程度不等的骨刺形成。晚期可出现关节面不整，骨端变形即可诊断此病。

54. 创伤性关节炎的诊疗新进展

（1）非手术治疗

矫正畸形。防止关节软骨退变。创伤性关节炎是骨折移位和关节软骨骨折的晚期并发症，所以晚期出现畸形可由畸形愈合造成，也可以是正常愈合后发育障碍所致，应对易出现畸形愈合的骨折部位及时进行纠正。

药物治疗。临床常用的消炎镇痛药有 NSAIDs。

物理疗法。对人体机能起到调节的作用，并发生生物、化学等变化，使组织局部产生生理效应，从而起到治疗与预防作用。具体疗法包括直流电疗法、红外线疗法、超声波疗法、磁疗法、中医中药治疗法（如中药内服外用及针灸、推拿等）。

（2）手术治疗

关节清理术。适用于关节内有明显游离体、关节面比较完整的病例。

截骨术。适用于明显的膝内翻、膝外翻和骨折明显成角畸形愈合者，通过截骨可以减少骨内压力，矫正力线，并使比较完整的关节面承担更多的体重负荷。

闭孔神经切除术。适用于髋关节疼痛，但关节面破坏较少者，因髋关节受闭孔神经、股神经和坐骨神经三重支配，而内收肌受闭孔神经和股神经的双重支配，所以切除闭孔神经不会使髋关节完全失去神经的控制，内收肌也不致全部瘫痪，并能使关节疼痛有明显改善。

关节融合术。适用于单发的下肢负重关节、关节破坏严重而又比较年轻需要从事行走或站立工作的患者。

关节成形术。适用于疼痛严重、关节破坏严重的患者。人工关节置换术效果比较可靠，如髋关节中心性脱位可致髋臼底部骨折或股骨头软骨骨折，破坏了髋关节的完整性，愈合后形成创伤性关节炎或外伤性股骨头缺血性坏死，可采用全髋关节置换术解除髋关节疼痛和功能障碍。严重膝关节创伤性关节炎可采取膝关节置换治疗。肘关节的创伤性关节炎可采用肘关节置换治疗。

参考文献

1. 王飞，刘克敏．膝关节创伤后炎性细胞因子变化的研究现状．中国康复理论与实践，2013，19（6）：501-504．

2. Huebner KD，Shrive NG，Frank CB.New surgical model of post-traumatic osteoarthritis: isolated intra-articular bone injury in the rabbit.J Orthop Res，2013，31（6）：914-920．

（佟 刚 整理）

退行性骨关节病的病因、发病机制及流行病学

退行性骨关节病又称为骨性关节炎（osteoarthritis，OA），是一种以关节软骨退化损失、关节边缘和软骨下骨反应性增生为主要病理特征，在中老年人群中十分常见的慢性骨关节退变性疾病。OA 主要累及膝、髋、肩、踝、手和足等关节。以下将详细介绍各部位 OA 的病因、流行病学及发病机制的国内外研究进展。

55. 膝关节退行性骨关节病的发病机制

膝关节退行性骨关节病的发病机制到目前为止尚不十分明确，可能是在生物力学与分子生物学因素共同作用下，软骨、滑膜及软骨下骨三者损伤的结果。

（1）膝关节退行性骨关节病中软骨损害

膝关节退行性骨关节病的病变中心为关节软骨损伤，软骨细

胞无法维持细胞外基质生成与降解的平衡。另外关节软骨细胞的肥大性分化以及凋亡同样参与退行性骨关节病的发病进程。

关节软骨合成与降解途径的失衡：正常情况下，关节软骨细胞能够维持细胞外基质的组成成分（如Ⅱ型胶原纤维、蛋白聚糖等）的生成与降解的动态平衡。在 OA 中，基质代谢的动态平衡被打乱，总体上降解大于生成，导致细胞外基质进行性破坏，软骨退变。

降解相关分子：基质金属蛋白酶（matrix metalloproteinase，MMPs），MMPs 家族是降解软骨和滑膜细胞外基质的主要酶类，在退行性骨关节病中至少有 5 种 MMPs 表达上升，分别为 MMP-1、MMP-3、MMP-7、MMP-9 和 MMP-13，其中 MMP-1 和 MMP-13 在软骨退变中发挥主要作用。在退行性骨关节病中，由于机械性刺激可促使细胞因子、生长因子等释放，并诱发软骨细胞、滑膜细胞和成骨细胞过度生成 MMPs，MMPs 进一步分解胶原纤维三螺旋结构并发生蛋白溶解链。在动物模型中，转基因小鼠关节软骨表达人活性 MMP-13 可导致其发生与退行性骨关节病一致的关节软骨退行性改变。

聚蛋白多糖酶（ADAMTS）：ADAMTS 在退行性骨关节病早期就会活化，并在 MMPs 作用下缓慢增加，并在球内结构域特定位点 Glu373-Ala374 键分解 G1 和 G2 蛋白聚糖。研究发现，在手术诱发退行性骨关节病小鼠模型中，*ADAMTS-5* 基因敲除后，小鼠关节软骨退变及关节病变显著减轻。*ADAMTS-5* 可能在 OA 蛋白聚糖降解中发挥了关键性作用。

细胞因子：细胞因子中发挥分解效应的有 IL-1、TNF-α、IL-6、IL-17、IL-18 等；其中 IL-1β 和 TNF-α 在关节软骨退变中也发挥了关键性作用，在退行性骨关节病滑液中可见 IL-1β 和 TNF-α 的大量表达。IL-1β 不仅可以促进软骨和滑膜降解酶 MMP-1、MMP-3、MMP-13 或 *ADAMTS-4*、*ADAMTS-5* 的释放，还可以抑制细胞外基质的合成，并与其他分解性细胞因子，如 IL-6 发挥协同效应。TNF-α 可激活多形核细胞，刺激滑膜细胞产生前列腺素 E2（PGE2），增加骨、软骨的破坏，抑制和（或）干扰软骨细胞表型表达等。

前列腺素 E2（PGE2）：PGE2 发挥调节滑膜细胞、巨噬细胞和软骨细胞活性并诱导骨吸收的作用。PGE2 在 OA 形成过程中发挥保护性还是损害性作用仍有争议，但最新研究认为，PGE2 主要通过 EP4 受体信号通路发挥促进软骨细胞分解的作用。

一氧化氮（NO）：多种细胞因子均可促进软骨母细胞、滑膜成纤维细胞等产生大量 NO，在退行性骨关节病的发病过程中，NO 可作为 IL-1 介导反应的介质，增强 MMPs 活性以及诱导软骨细胞凋亡等，从而增加基质降解，抑制软骨基质 PG 的合成。

活性氧类（reactive oxygen species，ROS）：低水平 ROS 是细胞内的一种第二信使，发挥调控细胞因子、MMPs、黏附分子和基质组分表达的作用。当氧化剂与抗氧化剂失衡到一定程度，就会诱发组织细胞结构和（或）功能的改变，这一状态就是氧化应激。在退行性骨关节病中，ROS 过度增加可直接氧化核酸、转录因子、胞内外组分，并最终导致生物活性损坏、细胞死亡以及基质降解。其他参与细胞外基质降解的还包括转录因子（*Sox9*）等。

合成相关分子：①胰岛素生长因子（IGF）在关节软骨中主要发挥促进基质蛋白生成的作用，在退行性骨关节病关节软骨及滑液中发现 IGF 在转录与蛋白表达水平均增加，IGF 的增加可能具有对抗退行性骨关节病关节软骨退化并恢复软骨生态平衡的作用，但由于其生物利用度差而无法发挥效用。IGF 受细胞外 IGF 连接蛋白（IGFBPs）调控。②转化生长因子-β（TGF-β）和骨形成蛋白（BMPs）发挥促进Ⅱ型胶原蛋白和蛋白多糖合成、下调软骨相关降解酶或分解性细胞因子活性的作用，从而发挥维持软骨代谢动态平衡的重要作用，而在 OA 中可见其表达的显著下调。③成纤维细胞生长因子（fibroblast growth factor，FGF）可促进软骨基质的合成，但是膝关节过负荷或机械损伤可导致 FGF 的过量释放，反而发挥促进 MMPs 等生成的作用。

（2）膝关节退行性骨关节病中的滑膜损害

50% 的 OA 患者均有滑膜局灶性增生和炎症反应，活化的滑膜组织可产生一系列细胞因子和蛋白酶等，从而加速邻近软骨组织的破坏，而软骨降解产物又可以诱发滑膜细胞释放胶原酶和其他水解酶，并导致滑膜血管增生。这一系列反应最终会导致滑膜IL-1β 和 TNF-α 的释放，从而加重炎症反应。

（3）膝关节退行性骨关节病中软骨下骨增生硬化

软骨下骨的主要生物学功能为吸收应力、缓冲震荡和维持关节形态。软骨下骨的硬化可能发生在关节软骨改变之前，软骨下骨硬化甚至可能是退行性骨关节病发病的始发因素。软骨下骨主要在以下两个不同水平参与退行性骨关节病进程：①机械应力可刺激软骨下骨区域成骨细胞参与促基质降解物质（如 MMP-1、MMP-13、PGE2 和 IL-6 等）的生成，这些物质参与软骨以及软骨下骨的降解；②软骨下骨区域 IGF1 和 TGF-β 表达增加，诱发新骨形成，如骨赘和软骨下骨性狭窄等。但目前关于关节软骨退变与软骨下骨硬化之间的因果关系仍有待于进一步讨论。

综上所述，膝关节退行性骨关节病是一种在老年患者中十分常见的退行性骨关节病变。在全球范围内，膝关节退行性骨关节病的发病率随年龄增长而逐渐增加，并且女性患病率显著高于男性。其发病率受种群、气候、地区以及气温等不同因素的影响。其病因繁多，如老年、女性、肥胖、创伤、基因遗传、职业等，而且目前发病机制仍不是十分明确，单一任何一种因素都不能充分说明退行性骨关节病的发生机制。

56. 髋关节退行性骨关节病的病因

髋关节退行性骨关节病是一种慢性进行性骨关节病，是临床常见的一种髋部疾病，分为原发性髋关节骨性关节病和继发性髋关节骨性关节病。其中原发性骨性关节病极少见，发病机制目前尚不十分清楚，其诱因主要是肥胖、高龄、绝经等，发病较缓，预后相对较好。继发性髋关节骨性关节病临床多见，继发因素有先天性髋关节脱位、髋臼发育不良、扁平髋、陈旧性骨折、脱位、股骨头坏死、股骨头骨骺骨软骨病、代谢性骨病、髋关节感染、血友病等。病变进展较快，发病年龄较轻，预后较原发性差。

髋关节退行性骨关节病发病率随年龄增大而增高，多见于50岁以上的男性，髋关节由于负重及运动范围较大，是全身关节中发病率较高的一个关节。据国内文献报道，成人髋关节退行性骨关节病男性发病率高于女性，约为4∶1，男性发病率约为3.7%，女性发病率约为0.9%，总体发病率约为2.3%。也有Meta分析称男性的发病率为0.8%（95%*CI*：0.1%～7.4%），女性的发病率为0.6%（95%*CI*：0.1%～3.0%）。国外Meta分析报道的髋关节退行性骨关节病发病率中，荷兰为6.7%，葡萄牙和挪威均为5.5%；19项基于放射学诊断的发病率，为从日本和中国的1%到塔斯曼尼亚州的45%不等；基于症状学诊断的发病率有4项研究，其中希腊为0.9%，意大利为1.6%，法国为5.0%，西班牙为 7.4%。

57. 髋关节退行性骨关节病的发病机制

髋关节退行性骨关节病主要发病的阶段可分为滑膜的改变、关节软骨的改变、软骨下骨的改变。在早期，主要是滑膜的改变，滑膜大量增殖，关节液渗出增加，滑膜出现大面积水肿现象，类似“葡萄串”样，随着疾病的不断加重，由增殖型滑膜改变逐渐向纤维性滑膜改变变化，关节液渗出减少，水肿消失，取而代之的是纤维性条索样束带逐步占据主导地位，这个改变的发生主要与间质组织作用有关。

病理初期，关节软骨变得不平滑、变脆、变薄，有虫蚀状缺损，由原来的白色变为浅黄色，由表面光滑细腻变成粗糙锐利，失去了原有的光泽。在中期，主要为关节软骨的改变，尤以承重部位为主。在晚期，关节软骨碎裂、脱落，软骨下骨外露。由于软骨退行性变后修补产生赘生物及多次外伤作用，于骨端边缘部形成骨赘及骨端部硬化。骨赘增生和关节面受压，造成关节端粗糙扁平。病变进一步发展可引起骨髓纤维化及因血管增多而出现的骨质疏松。由于软骨损坏、骨质疏松，加之关节囊内压增高，使滑液在关节软骨下穿凿一些小空洞，故骨的关节端除变形外，还可见到多数小的囊状透亮区。晚期关节内可见游离体，其多由软骨退行性变碎片脱落而来，并可发生钙化及骨化。

多种病理生理过程参与退行性骨关节病的发病，目前的主要研究方向包括关节腔内炎症反应、骨细胞外基质软骨细胞外基质的变化以及差异化蛋白的表达等。

(1) 炎症反应

有研究者认为退行性骨关节病为一种慢性炎性疾病，进一步研究显示发生在滑膜组织的炎症是退行性骨关节病发生的触发事件，为最早期病理改变。早期退行性骨关节病患者滑膜组织即有炎症介质过度表达，滑膜细胞与浸润的白细胞通过释放白介素 IL-1、肿瘤坏死因子 TNF-α 与基质金属蛋白酶（matrixmetalloproteinase，MMP），降解软骨蛋白聚糖、胶原纤维、软骨细胞外基质（extracellular matrix，ECM），发挥软骨破坏作用。同时这些促炎因子可激活下游活性分子，如前列腺素 E2、NO，进一步促进退行性骨关节病发生。

(2) 软骨细胞外基质的变化

骨细胞外基质在软骨的生物力学性能上起着很重要的作用，骨细胞外基质的变化会影响软骨的生理环境。软骨周围基质环境的变化，包括离子浓度、pH、渗透压的改变等，都会影响软骨细胞内合成蛋白聚糖的类型和比例。随着年龄的增加、细胞外基质的损耗，软骨细胞中的蛋白聚糖分子的大小会大幅度减小，完整的聚糖分子会逐渐减少，而富含硫酸角质素的分子数量会逐渐增多。上述软骨内各种分子变化产生的结果就是软骨脆性增高，易于破坏。此外研究发现退行性骨关节病患者中软骨细胞外基质代谢产物可释放入滑液，经滑膜衬里细胞吞噬处理后启动或加剧滑膜炎症反应，导致更剧烈的软骨破坏。

（3）差异化蛋白的表达

既往研究显示，退行性骨关节病患者关节软骨和滑液中，骨桥蛋白（osteopontin，OPN）的 mRNA 水平及蛋白表达较正常人均明显增高，且与退行性骨关节病的病变严重程度呈正相关。与正常人比较，退行性骨关节病患者滑液中 OPN 水平与关节软骨中 OPN 水平呈正相关，与骨关节炎严重程度呈正相关，与关节软骨 Mankin's 病理评分呈正相关。故退行性骨关节病患者关节中差异表达的蛋白与退行性骨关节病的发病和进展有关。

髋关节退行性骨关节病成因复杂，且研究易受治疗药物、样本处理、其他有关疾病、年龄和性别、创伤等的影响，其发病机制仍需进一步研究。

58. 肩关节退行性骨关节病的病因

肩关节是人体活动范围最大的关节，与其他关节不同，肩关节由周围的肌肉、肌腱等悬挂在身体上，因此活动范围大，但随之而来的缺点是周围肌肉、肌腱等软组织容易损伤。广义的肩关节是由盂肱关节、肩锁关节、胸锁关节和肩胛胸壁关节组成。狭义的肩关节即盂肱关节，也称“第一肩关节”。“第二肩关节”

是指肩峰下与肩袖之间的间隙，即三角肌下滑囊，由于关节镜的使用和介入，才了解到它在慢性肩袖损伤发病中的重要作用。肩袖由肩胛下肌、冈上肌、冈下肌、小圆肌组成，其作用是支持和稳定肩肱关节，维持肩关节腔的密闭功能，保持滑液营养关节软骨，预防继发性骨关节炎。

肩袖下为关节囊，肩关节脱位常造成关节囊及盂唇的撕裂。这种前关节囊及盂唇自肩胛盂前方上部到下部的撕裂，导致关节囊破裂，致使肱骨头自此处脱位，称为“Bankart”损伤；而止于肩胛盂盂上粗隆的肱二头肌长头腱及其两侧关节盂唇的损伤，造成肩关节疼痛、活动受限，则定义为“SLAP”损伤。

59. 肩关节退行性骨关节病的致病因素

肩关节常见的退变性疾病包括肩袖损伤、肩关节周围炎、盂肱关节炎等。

（1）肩袖损伤

急性的肩袖损伤多发生在肩部被撞击、投掷等外伤时，投掷运动员多见，有明确的外伤史，伤后出现肩关节不能外展、上举。慢性肩袖损伤多发生于老年人或长期过度使用肩关节的人群。病因是肩袖退变变性、肩峰形态异常，肩袖长期遭受磨损、撞击。

慢性肩袖损伤的主要临床表现是疼痛，特点是夜间痛。初期表现为夜间睡眠压迫患肩时疼痛；进一步发展，疼痛呈持续性，夜间常被痛醒，与体位无关；严重时，夜间患肩疼痛更加剧烈，不能平卧入睡，必须站立或坐位，手扶患肩，止痛药或热水浴可以暂时缓解。慢性肩袖损伤的次要临床表现是肩关节外展、上举受限，在外展 60° ～ 120° 时出现“痛弧”。

退行性肩袖损伤是老年人常见的疾病，也是老年人肩关节疼痛和功能障碍的主要原因之一。研究显示，肩袖疾病（包括磁共振显示肩袖部分或完全撕裂）的患者中，年龄在 60 岁或以上的占 54%。

退行性肩袖损伤更容易发生在大于 50 岁的老年人中，超声检查研究显示，50 岁、60 岁和 70 岁这 3 个年龄段的人群中肩袖撕裂的发病率分别为 13%、20% 和 31%。许多研究者通过尸体研究和影像学检查来评估部分或者全部肩袖损伤的流行趋势。

尸体解剖表明，肩袖损伤的流行范围为 5% ～ 40%。Neer 等在研究中发现在超过 500 个尸检标本中全层损伤的比例少于 5%，但是也有学者发现在 235 个标本中全层损伤的比例约占 17%。全层损伤在不到 60 岁的人群中占 6%，但在超过 60 岁的人群中却占到 30%。临床上可以应用 MRI 和超声来判断无症状患者的肩袖损伤的时期分布。研究结果表明：高龄和创伤史是肩袖损伤的高危因素，肩袖损伤在某种程度上是一种退化性疾病。

致病因素：流行病学数据表明年龄因素是最主要的致病因

素。许多其他致病因素，如吸烟、高胆固醇血症和遗传倾向等已逐渐被认可。这些因素在肩袖损伤的病情发展过程中可能起一种辅助性影响。

1）吸烟：血供的大小对肩袖损伤的恢复至关重要，其对肩袖损伤的病情发展同时也起到潜在作用。近年来，Carbone 等进行了吸烟对损伤类型的作用评估，对 408 例进行关节镜肩袖修复的患者进行调查。结果表明，忽略年龄因素，吸烟频率低的患者全层损伤的数量（23.2%）低于吸烟多的患者（34.8%，P=0.33）。这一研究证明吸烟不仅是导致肩袖损伤的发病因素，同时也可导致损伤程度更为严重。

2）高胆固醇血症：已有研究表明高胆固醇的沉积能增加肌腱损伤的风险。在小鼠模型中，高胆固醇血症能够减少髌韧带的弹性。Abboud 和 Kim 检测了 80 例伴有全层肩袖损伤患者的血脂含量，并用 80 例 MRI 已证实肩袖功能正常但伴有肩痛患者的血脂作为对照组。肩袖损伤患者（64%）的总胆固醇、三酰甘油、低密度脂蛋白的浓度均明显高于对照组（28%）。这些表明高胆固醇血症对肩袖损伤起到附加作用。

3）遗传倾向：家族遗传倾向已被证实能够增加肩袖损伤的危险度。Harvie 等进行了一个队列研究，回顾性评估了已被超声证实患有全层肩袖损伤的 205 个家庭。用患者的配偶作为对照组，其相关危险度为 2.42。5 年以后，同一队列表明，有血缘的兄妹更倾向于患病（试验组62.9%与对照组22.1%）。有学者通过大宗人口数据（3091例患者）分析后得出结论：40岁之前患有肩袖损伤的患者，其发病相对危险度在第二代、第三代人群中明显上升。这种对近亲和远亲发病率明显提高的观察可以进一步支持肩袖损伤具有家族性遗传倾向性。究竟哪种基因对肩袖损伤可以造成影响还需要进一步研究。

（2）肩关节周围炎

肩关节周围炎，又称冻结肩、粘连性关节囊炎，主要发生在老年退行性变或肩关节过度、不当活动导致关节退变的人群，糖尿病、长期应用类固醇激素的患者，以及严重骨质疏松患者。

冻结肩是以渐进性发展的肩关节疼痛及关节活动受限为特点的肩关节疾病，好发于50～60岁的中老年人群，在此年龄段其发病率为2%～5%，女性多于男性，左右侧无明显差异，双侧均发病者占患者数的20%～30%，同侧复发的患者罕见，此病病程迁延，通常1～2年可自愈，但有部分患者症状缓解后遗留不同程度肩关节活动受限。

1）炎症因子：韩国学者Lho等选择了14例特发性冻结肩患者作为试验组，以7例肩关节不稳定患者作为对照组，在关节镜手术中采集所有患者肩关节囊及肩峰下滑囊组织，发现试验组的肩关节囊组织IL-1α、IL-1β、TNF-α、COX-1和COX-2的表达对照组显著升高，并且肩峰下滑囊组织中的COX-2也显著升高。研究结果提示，冻结肩患者肩峰下滑囊炎症因子的表达升高与炎症导致的纤维化机制相关。

2）纤维化因子：李宏云等检测冻结肩患者关节囊组织，对照组为肩关节不稳、肩袖损伤、肩峰下撞击症患者，结果显示冻结肩关节囊 TGF-β、MMPs 表达升高，MMP1、MMP3 和 MMP12 升高尤其明显，这几种蛋白酶均是参与胶原降解及纤维化过程的重要蛋白酶，因此可以认为冻结肩的病理发生过程中，主要以纤维化为主，导致关节囊挛缩、增厚、关节囊容积下降。

3）神经内分泌因子：冻结肩患者的疼痛机制还未明确，目前研究证实了与其疼痛紧密相关的一些蛋白的表达上调，主要包括 CGRP、P 物质、PGD9.5、GAP43 等，上述标志物在神经生长中表达增高。因此，冻结肩患者肩关节囊组织促神经因子表达增加和新生神经纤维的数目增多可以解释冻结肩患者的剧烈疼痛。

60. 踝关节退行性骨关节病致病因素复杂，但创伤是主要原因

踝关节骨性关节炎为慢性进行性疾病，常伴有软骨退变。目前认为，踝关节退行性变是由关节特有的机械环境改变引起的，按病因学分类可分为原发性和继发性两种。原发性踝关节退变很少发生，可能与遗传因素有关。继发性踝关节退变多与创伤有关。

（1）创伤：是踝关节退变最主要的因素，多由骨折和韧带损伤所致，其发生与骨折类型、软骨及关节面损伤程度相关。研究发现关节损伤后即使得到合理治疗，后期关节炎的发生率也会增加 7 倍。

（2）年龄：是关节退行性病变的危险因素之一，年龄越大发病率越高。具体机制可能包括两个方面：肌肉、外周神经系统功能减退导致神经和肌肉运动不协调；骨的无机物含量升高使骨骼弹性和韧带变差。此外，血流减少导致关节软骨的功能和性质改变也可增加关节退变的概率。

（3）过度应用及反复损伤：在毫无准备的情况下即使轻微的负荷也能导致踝关节损伤。这主要是因为意外负荷使机体没有足够的时间产生保护性反射。此外，长期反复活动可能导致关节支持结构损伤、保护功能减退，继而诱发骨关节病。

（4）激素水平：雌激素减退在骨关节病的发生过程中有一定作用，可能与雌激素影响调节软骨分解与合成代谢的细胞因子有关，雌激素减退的患者（如 50 岁以上妇女）关节退变的概率较高。

（5）遗传因素：包括先天性结构异常、软骨或骨代谢异常、骨质疏松等。有学者认为关节退变可能属于异基因遗传，包括编码细胞外基质的基因（如硫酸软骨素蛋白聚糖的突变等）。

（6）体重：体重指数高的患者发生骨性关节炎的风险大，肥胖患者骨性关节炎的发生率为 12% ～ 43%，主要与体重增加引起姿势、运动习惯改变以及脂类、嘌呤和糖代谢异常有关。

(7) 其他：包括炎性关节病、感染及神经关节病，如 Charcot 关节、严重的良性关节过度活动综合征等。

61. 踝关节退行性骨关节病的典型临床表现以关节疼痛为主

踝关节退行性病变早期表现为关节表面粗糙不平，进而发生裂隙、软骨表面剥脱、软骨变薄、软骨下骨质暴露，出现硬化和象牙样变等。软骨下骨可有囊性变。由于受力大小不同，不同部位的退变程度不完全相同。

踝关节退行性变临床症状以关节疼痛为主，早期表现为劳累后踝部不适，休息后消失。随着关节退变逐渐加重，疼痛由间歇性变为持续性，可向足部放射。随着病变进展，关节活动逐渐受限，滑膜增生、关节囊积液和骨赘可引起关节肿胀。

体格检查：不同部位关节压痛不同。患者关节活动范围减小甚至僵硬。一般不会出现关节畸形，但继发于创伤性骨折、骨关节发育不良、关节失稳者可发生关节畸形。病程较长的患者周围肌肉可出现失用性萎缩。关节在无痛范围内运动可出现摩擦音、摩擦感。

影像学检查：X 线片主要特征是关节间隙变窄，软骨下骨质硬化，骨囊肿形成，囊变多见于接触压力最大的部位。MRI 检查示软骨厚度改变，内部信号不均匀，边缘毛糙，关节腔积液，软骨下骨质信号异常。

62. 踝关节退行性骨关节病的治疗

（1）物理治疗

症状明显的患者可通过局部理疗、按摩肌肉，辅以中药外敷等手段来改善局部血运、解除肌肉痉挛、缓解疼痛。

（2）药物治疗

NSAIDs：代表药物包括布洛芬、双氯芬酸、塞来昔布等，主要缓解关节疼痛、减轻炎症、改善关节功能，但这些药物长期应用会对胃肠道产生作用，因此合并胃肠道疾病的患者应避免使用此类药物。

软骨保护剂：如透明质酸等，主要适用于选择非药物治疗和止痛药无效的患者，但对晚期关节大量积液的患者治疗效果较差。透明质酸是关节液的主要成分，目前主要用于关节内注射，可明显缓解关节疼痛。部分患者可使用激素类药物进行局部封闭，效果较为理想，但不可长期使用。

（3）手术治疗

手术清创：主要适用于关节游离体、骨赘撞击及小的软骨损伤，目前多选择关节镜下清创。踝关节镜的安全性和适应证尚不明确。有学者认为关节镜治疗踝关节退行性变应受到限制。关节间隙较窄、活动性关节感染、关节纤维化或严重畸形是手术的相对禁忌证。

截骨手术：胫骨远端截骨主要作用是纠正踝关节负重力线，延缓关节软骨磨损进程，常用于关节腔内侧或外侧角狭窄畸形的患者，且不影响患者日后行关节置换术。截骨治疗不能用于关节腔狭窄明显的患者。此外，腓骨骨折畸形愈合导致距骨半脱位、踝关节不稳的患者发生关节退变后，可选择腓骨截骨重建腓骨长度和踝关节稳定性。

同种异体软骨移植：主要适用于年龄小于55岁的患者，肥胖、局部感染、严重骨缺损、踝关节畸形的患者不适用该方法。初期可以配合外固定来促进愈合。但部分患者可出现移植失败、继发骨折和免疫排斥等并发症。

关节融合：主要包括前滑槽植骨融合术和腓骨截骨融合术。手术目的在于消除疼痛和畸形。相比于其他关节，踝关节在融合后关节功能丢失较少，尤其适用于距下关节和跗横关节功能正常的患者。踝关节置换失败的患者可选择关节融合作为补救手术。神经源性踝关节病、反射性交感神经营养不良或神经源性马蹄足患者融合术的效果不甚满意。踝关节融合方法较多，其中内固定融合是大多数患者的首选，术中发现骨缺损较多可同时进行骨移植。主要并发症有不愈合、畸形愈合、感染、软组织损伤及皮肤脱落等。

关节置换术：主要适用于严重的关节退变、关节疼痛、功能受限、距骨骨质尚可、踝关节韧带稳定性较好的患者，内外翻畸形超过 10°、后足畸形不可矫正的患者治疗效果较差。该术式禁用于以下患者：距骨缺血坏死、夏科氏（Charoct）关节病、神经源性疾病、小腿功能丧失、术后功能的要求和期望较高。手术目的在于缓解疼痛、改善关节活动范围。与融合相比，可保留踝关节活动，改善步态和功能。手术并发症主要包括有感染、假体松动或下沉、骨质减少及骨折等。

63. 手部退行性骨关节病的特殊病因

虽然手部退行性骨关节病的发病率较高，但相关的研究较少，目前手部骨性关节的病因尚未清楚，只有部分文章探讨了手部退行性骨关节病发病的危险因素。了解手部退行性骨关节病的潜在危险因素是有益的，当判断出患者属于手部退行性骨关节病的高危人群时，可以通过适当的干预手段预防疾病进展。

手部退行性骨关节病与年龄存在一定的相关性。Van Saase 等的研究显示，远节指间关节影像学退行性骨关节病的发病率随年龄增长显著上升（高峰：男性 64.4%，女性 76.0%）。Kallman 等的研究显示，老年和手部关节间隙缩窄及骨赘形成相关。但另一项研究显示，40 ～ 59 岁的人群和 60 岁以上的人群中，骨赘形成与年龄无关。不同研究中的差异可能与统计的年龄差异以及随访的年数差异有关，需要进一步的研究去证实。

目前的研究证实，女性群体的手部退行性骨关节病的患病率高于男性。此外，Harris 的研究显示女性手部退行性骨关节病影像学进展较男性显著，症状随时间的进展也更为严重。但性别不是手部退行性骨关节病进展的决定性因素，还需要结合年龄判断。在年轻的患者中，手部退行性骨关节病与女性的相关性较大，但在老年患者中，其与性别的关系并不明显。这个现象提示性别和年龄可能存在相互关系，需要进一步研究证实。

此外，停经、骨质疏松、家族史等都被证实与手部退行性骨关节病的发展存在一定关系。Botha-Scheepers 的研究显示，早期停经（10 年）的女性出现手部退行性骨关节病的风险增高。Olejárová 等证实，掌骨的骨密度丢失（每年 2mg/cm^2）的患者，2 年后，手部退行性骨关节病影像学进展显著加重。家族史对于手部退行性骨关节病的进展无显著影响，但 Bijsterbosch 等的研究证实，指间关节侵蚀性关节炎的发病存在一定的家族因素。值得注意的是，肥胖与手部退行性骨关节病的进展无显著关系，可能与手部关节不是负重关节有关。

64. 手部退行性骨关节病的流行病学

根据 Pereira 等的 Meta 分析研究，虽然膝关节退行性骨关节病的研究较多，但手部的 OA 发病率高于膝和髋。西班牙手部退行性骨关节病的患者自报发病率约为 6.2%，挪威约为 4.3%。影像学研究显示，美国手部退行性骨关节病的影像学发病率为 20.6%。

五项基于症状学诊断的研究显示，手部退行性骨关节病的症状学诊断患病率分别为：德国和意大利的 2.0%、中国的 4.7%、美国的 19.2% 以及最高的以色列的 77.1%。使用影像学定义的退行性骨关节病患病率通常较高，而患者自报患病率和症状学诊断患病率较为接近。

Zhang 等证实，手部退行性骨关节病的患病率与性别相关，在老年群体（71 ～ 100 岁）中，女性患病率（26.2%）显著高于男性（13.4%）。该作者在另一项研究中将北京与美国弗雷明汉的退行性骨关节病患病率进行了对比。研究表明，与弗雷明汉相比，无论是影像学定义，还是症状学诊断定义，北京手部退行性骨关节病的患病率更低；此外，北京手部多关节退行性骨关节病的患病率也显著低于弗雷明汉；然而，两个城市中症状学诊断掌指关节退行性骨关节病的患病率接近。

65. 宽足底和高足弓者患足部退行性骨关节病风险较高

足部退行性骨关节病的病因目前仍然不是十分清楚，实际上只有少数研究指出了足部退行性骨关节病发病的危险因素与创伤、运动损伤、关节炎性病变、机械应力改变及特异性关节炎症有关。与其他部位的非创伤性关节炎相似，足部的关节炎可继发于足部结构变异所导致的局部异常高应力。Davitt 等认为，异常应力是足趾长度解剖变异的结果，因为研究者们在特异性中足退行性骨关节病的患者中发现，患者的第二足趾通常比踇趾指更长。

如果第一跖骨和近节趾骨较宽，且伴随长的籽骨，则患者在步行时关节背侧受到反复压迫，可引起第一跖趾关节的退行性骨关节病，通常称为踇趾僵硬。

此外，拥有宽足底和高足弓的人，患足部退行性骨关节病的风险较高。一项研究显示，在影像学确认的距舟关节退行性骨关节病和第一舟楔关节退行性骨关节病的老年患者中，足底显著增宽者，其步行时足部动态应力负荷显著增高。足部异常应力负荷可能与穿鞋有关，目前已证实长期穿着高跟鞋会增加中足退行性骨关节病的风险。

通常的危险因素，如年龄和肥胖在足部退行性骨关节病的发病中也扮演了重要角色。随着年龄的增长，软骨体积、葡聚糖含量、软骨血管化程度、软骨灌注等各方面逐步衰退，诱导了退行性骨关节病的形成。肥胖已被证实与足部退行性骨关节病关系密切。肥胖增加了负重关节的负荷，因此主要影响到下肢的关节。此外，肥胖的患者步行习惯不同于正常体重的人群，这会导致足部关节机械应力改变，从而引起关节软骨退行性病变。然而，目前尚未有证据证实减轻体重可以缓解足部疼痛，需要进一步的研究证实。

66. 足部退行性骨关节病的流行病学

退行性骨关节病在 45 岁以上肌肉骨骼疾病患者中占 15%。这种退行性关节疾病主要影响膝关节、髋关节、手和足的关节。膝关节、髋关节和手部关节受到很多关注，而足部相对而言未受重视，尽管第一跖趾关节是退行性骨关节病好发的部位之一。

退行性骨关节病是发达国家中导致老年人足部慢性疼痛和致残的重要原因。《美国国家健康访问调查》显示，24% 的人群至少有一侧足部存在问题，且老年人的情况较年轻人更为严重。弗雷明汉的调查显示，19% 的男性和 29% 的女性平时感到足部疼痛，而足部局部疼痛的发病率为 7% ～ 13%。

足部退行性骨关节病的发病与关节的位置有关。后足部的退行性骨关节病非常少见，而前足较常见，主要位于第一跖趾关节。Van Saase 等的研究显示，65 岁以上老年人中大踇趾退行性骨关节病发病率为 35% ～ 65%。

中足退行性骨关节病较为少见，多为创伤性的，虽然少部分也可以由退行性病变引起。中足损伤主要集中在运动员人群。尽管患病率低，但漏诊率和误诊率多达 20%，因此值得重视。此外，跗跖关节退行性骨关节病是一个很有挑战性的疾病，因为其易造成足部的慢性疼痛和继发性残疾，限制患者参与步行和负重等活动。

参考文献

1. Castell MV，van der Pas S，Otero A，et al. Osteoarthritis and frailty in elderly individuals across six European countries: results from the European Project on OSteoArthritis（EPOSA）. BMC Musculoskelet Disord，2015，16：359.

2. Reginato AM，Riera H，Vera M，et al. Osteoarthritis in Latin America: Study of Demographic and Clinical Characteristics in 3040 Patients. J Clin Rheumatol，2015，21（8）：391-397.

3. 潘丁. 人膝骨关节炎滑液蛋白质组学研究及国人骨关节炎流行病学 Meta 分析（D），中南大学，2014.

4. Boyan BD，Hart DA，Enoka RM，et al. Hormonal modulation of connective tissue homeostasis and sex differences in risk for osteoarthritis of the knee. Biol Sex Differ，2013，4（1）：3.

5. Laiguillon MC，Houard X，Bougault C，et al. Expression and function of visfatin（Nampt），an adipokine-enzyme involved in inflammatory pathways of osteoarthritis. Arthritis Res Ther，2014，16（1）：R38.

6. Gu R，Liu N，Luo S，et al. MicroRNA-9 regulates the development of knee osteoarthritis through the NF-kappaB1 pathway in chondrocytes. Medicine(Baltimore)，

2016，95（36）：e4315.

7. Ma H，Wu W，Yang X，et al. Genetic effects of common polymorphisms in estrogen receptor alpha gene on osteoarthritis: a meta-analysis. Int J Clin Exp Med，2015，8（8）：13446-13454.

8. González-Huerta NC， Borgonio-Cuadra VM，Zenteno JC，et al. D14 repeat polymorphism of the asporin gene is associated with primary osteoarthritis of the knee in a Mexican Mestizo population. Int J Rheum Dis，2015.

9. Zhang R，Yao J，Xu P，et al. A comprehensive meta-analysis of association between genetic variants of GDF5 and osteoarthritis of the knee， hip and hand. Inflamm Res，2015，64（6）： 405-414.

10. Civjan N. Chemical Biology: Approaches to Drug Discovery and Development to Targeting Disease. John Wiley & Sons Inc，2012.

11. 石晓明，于占革. 骨关节炎发病机制的研究进展 . 中华临床医师杂志（电子版），2013，(24）：11607-11610.

12. Lee AS，Ellman MB，Yan D，et al. A current review of molecular mechanisms regarding osteoarthritis and pain. Gene，2013，527（2）： 440-447.

13. Rahmati M，Mobasheri A，Mozafari M. Inflammatory mediators in osteoarthritis: A critical review of the state-of-the-art，current prospects，and future challenges. Bone，2016，85：81-90.

14. Lepetsos P1，Papavassiliou AG. ROS/oxidative stress signaling in osteoarthritis. Biochim Biophys Acta，2016，1862（4）：576-591.

15. Blaney Davidson EN，van Caam AP，Vitters EL，et al. TGF-β is a potent inducer of Nerve Growth Factor in articular cartilage via the ALK5-Smad2/3 pathway. Potential role in OA related pain? Osteoarthritis Cartilage，2015，23（3）：478-486.

16. 冯明利 . 骨关节炎发病机制研究进展 . 北京医学，2015，(4)：372-374.

17. Hamasaki T，Lalonde L，Harris P，et al. Efficacy of treatments and pain management for trapeziometacarpal（thumb base）osteoarthritis: protocol for a systematic review. BMJ Open，2015，5（10）：e008904.

18. Iagnocco A，Rizzo C，Gattamelata A，et al. Osteoarthritis of the foot: a review of the current state of knowledge. Med Ultrason，2013，15（1）：35-40.

（祝 斌 易 端 赵文奎 刘昊楠 商澜镨 黄 鑫 整理）

出版者后记

Postscript

1 年时间，365 个日夜，300 位权威专家对每本书每个细节的精雕细琢，终于，我们怀着忐忑的心情迎来了《中国医学临床百家》丛书的出版。我们科学技术文献出版社自 1973 年成立即开始出版医学图书，40 余年来，医学图书的内容和出版形式都发生了很大变化，这些无一不与医学的发展和进步相关。

近几年，中国的临床医学有了很大的发展，在国际医学领域也开始崭露头角。以北京天坛医院牵头的 CHANCE 研究成果改写美国脑血管病二级预防指南为标志，中国一批临床专家的科研成果正在走向世界。但是，这些权威临床专家的科研成果多数首先发表在国外期刊上，之后才在国内期刊、会议中展现。如果出版专著，又为多人合著，专家个人的观点和成果精华被稀释。

为改变这种零落的展现方式，作为科技部所属的唯一一家出版机构，我们有责任为中国的临床医生提供一个系统展示临床研究成果的舞台。为此，我们策划出版了这套高端医学专著——《中国医学临床百家》丛书。“百家”既指临床各学科的权威专家，也取百家争鸣之义。

丛书中每一本书阐述一种疾病的最新研究成果及专家观点，按年度持续出版，强调医学知识的权威性和时效性，以期细致、连续、全面展示我国临床医学的发展历程。与其他医学专著相比，本丛书具有出版周期短、持续性强、主题突出、内容精练、阅读体验佳等特点。在图书出版的同时，同步通过万方数据库等互联网平台进入全国的医院，让各级临床医生和医学科研人员通过数据库检索到专家观点，并能迅速在临床实践中得以应用。

在与专家们沟通过程中，他们对丛书出版的高度认可给了我们坚定的信心。北京协和医院邱贵兴院士表示“这个项目是出版界的创新……项目持续开展下去，对促进中国临床学科的发展能起到很大作用”。北京大学第一医院霍勇教授认为“百家丛书很有意义”。复旦大学附属华山医院毛颖教授说“中国医学临床百家给了我们一个深度阐释和抒发观点的平台，我愿意将我的学术观点通过这个平台展示出来”。我们感谢这么多临床专家积极参与本丛书的写作，他们在深夜里的奋笔，感动着我们，鼓舞着我们，这是对本丛书的巨大支持，也是对我们出版工作的肯定，我们由衷地感谢！

在传统媒体与新兴媒体相融合的今天，打造好这套在互联网时代出版与传播的高端医学专著，为临床科研成果的快速转化服务，为中国临床医学的创新及临床医生诊疗水平的提升服务，我们一直在努力！

科学技术文献出版社